实用内科学与公共卫生管理

主编 马福华 苑中芬 路庆雷
郭 义 毕海静 杨艳子

U0381140

上海科学普及出版社

图书在版编目（CIP）数据

实用内科学与公共卫生管理／马福华等主编. —上海：上海科学普及出版社，2022.12
ISBN 978-7-5427-8337-0

Ⅰ.①实… Ⅱ.①马… Ⅲ.①内科学②公共卫生 – 卫生管理 Ⅳ.①R5②R1

中国版本图书馆CIP数据核字（2022）第244630号

统　　筹　张善涛
责任编辑　陈星星
整体设计　宗　宁

实用内科学与公共卫生管理
主编　马福华　苑中芬　路庆雷
　　　郭　义　毕海静　杨艳子
上海科学普及出版社出版发行
（上海中山北路832号　邮政编码200070）
http://www.pspsh.com

各地新华书店经销　　山东麦德森文化传媒有限公司印刷
开本　710×1000　1/16　印张 12.5　插页 2　字数 224 400
2022年12月第1版　　2022年12月第1次印刷

ISBN 978-7-5427-8337-0　定价：128.00元
本书如有缺页、错装或坏损等严重质量问题
请向工厂联系调换
联系电话：0531-82601513

编委会

主　编

马福华（鄄城县卫生健康局）

苑中芬（莒县疾病预防控制中心）

路庆雷（成武海吉亚医院）

郭　义（巨野县疾病预防控制中心）

毕海静（威海市妇幼保健院）

杨艳子（贵州医科大学第二附属医院）

副主编

肖盼盼（泰安市立医院）

刘雪芳（广州医科大学附属第四医院/广州市增城区人民医院）

焦志媛（山东省莱州市人民医院）

顾　华（日照市岚山区岚山街道社区卫生服务中心）

邱　慧（山东省济宁市任城区公共卫生服务中心）

刘玉梅（鄄城县卫生健康局）

于伶俐（威海口腔医院）

黄　嵘（青岛市精神卫生中心）

前言

　　内科学是对医学发展产生重要影响的临床医学学科,也是一门涉及面广、整体性强的学科。近年来,医学进入了一个快速发展的新时代,内科学作为临床医学的重要组成部分,在疾病诊疗与健康恢复过程中起着重要的作用,临床内科医师必须不断学习才能跟上医学发展的步伐。

　　公共卫生对维护人类的生命健康、防治疾病、促进社会和经济发展起着十分重要的作用。近年来,我国越来越重视公共卫生服务,政府不断积极努力建设覆盖城乡居民的公共卫生服务体系、医疗服务体系、医疗保障体系、药品供应保障体系,形成四位一体的基本医疗卫生制度,四大体系相辅相成,配套建设,协调发展。为了适应时代发展,满足医院及广大临床医务人员需要,我们特邀一批专家编写了《实用内科学与公共卫生管理》一书。

　　本书分为内科疾病诊疗与公共卫生管理两部分。内科疾病诊疗部分介绍了神经内科、呼吸内科疾病的病因病机、临床表现、诊断与鉴别诊断,以及治疗等内容;公共管理部分重点讲解了公共卫生的基础知识与传染病的相关内容。本书在编写过程中参考和引用了最新的国内外书籍和论文文献,力求准确把握医学发展的脉搏,做到推陈出新,内容简明扼要、条理清楚,科学性与实用性强,适合内科临床医师和公共卫生管理部门人员阅读参考。

编者群体以高度的事业心、责任感及传承、求实、创新的精神编成本书,谨希望本书的出版,能够对提高内科临床诊治及公共管理水平起到推动作用。然而,由于时间紧迫,加之编者知识和经验有限,书中难免存在疏漏之处,望各位读者批评指正。

《实用内科学与公共卫生管理》编委会
2022 年 10 月

目录

第一章

神经内科疾病

第一节　蛛网膜下腔出血

蛛网膜下腔出血(SAH)是指脑表面或脑底部的血管自发破裂,血液流入蛛网膜下腔,伴或不伴颅内其他部位出血的一种急性脑血管疾病。本病可分为原发性、继发性和外伤性。原发性 SAH 是指脑表面或脑底部的血管破裂出血,血液直接或基本直接流入蛛网膜下腔所致,称特发性蛛网膜下腔出血或自发性蛛网膜下腔出血(ISAH),占急性脑血管疾病的 15% 左右,是神经科常见急症之一;继发性 SAH 则为脑实质内、脑室、硬脑膜外或硬脑膜下的血管破裂出血,血液穿破脑组织进入脑室或蛛网膜下腔者;外伤引起的概称外伤性 SAH,常伴发于脑挫裂伤。SAH 临床表现为急骤起病的剧烈头痛、呕吐、精神或意识障碍、脑膜刺激征和血性脑脊液。SAH 的年发病率世界各国各不相同,中国约为 5/10 万,美国为 6/10 万～16/10 万,德国约为 10/10 万,芬兰约为 25/10 万,日本约为25/10 万。

一、病因与发病机制

(一)病因

SAH 的病因很多,以动脉瘤为最常见,包括先天性动脉瘤、高血压动脉硬化性动脉瘤、夹层动脉瘤和感染性动脉瘤等,其他如脑血管畸形、脑底异常血管网、结缔组织病、脑血管炎等。75%～85% 的非外伤性 SAH 患者为颅内动脉瘤破裂出血,其中,先天性动脉瘤发病多见于中青年;高血压动脉硬化性动脉瘤为梭形动脉瘤,约占 13%,多见于老年人。脑血管畸形占第 2 位,以动静脉畸形最常见,约占 15%,常见于青壮年。其他如烟雾病、感染性动脉瘤、颅内肿瘤、结缔组织病、垂体卒中、脑血管炎、血液病及凝血障碍性疾病、妊娠并发症等均可引起 SAH。近年发现约15％的 ISAH 患者病因不清，即使 DSA 检查也未能发现 SAH 的病因。

1.动脉瘤

近年来，对先天性动脉瘤与分子遗传学的多个研究支持Ⅰ型胶原蛋白 α_2 链基因（COLIA$_2$）和弹力蛋白基因（FLN）是先天性动脉瘤最大的候补基因。颅内动脉瘤好发于 Willis 环及其主要分支的血管分叉处，其中位于前循环颈内动脉系统者约占85％，位于后循环基底动脉系统者约占15％。对此类动脉瘤的研究证实，血管壁的最大压力来自沿血流方向上的血管分叉处的尖部。随着年龄增长，在血压增高、动脉瘤增大，更由于血流涡流冲击和各种危险因素的综合因素作用下，出血的可能性也随之增大。颅内动脉瘤体积的大小与有无蛛网膜下腔出血相关，直径＜3 mm 的动脉瘤，SAH 的风险小；直径＞5 mm 的动脉瘤，SAH 的风险高。对于未破裂的动脉瘤，每年发生动脉瘤破裂出血的危险性介于1％～2％。曾经破裂过的动脉瘤有更高的再出血率。

2.脑血管畸形

以动静脉畸形最常见，且90％以上位于小脑幕上。脑血管畸形是胚胎发育异常形成的畸形血管团，血管壁薄，在有危险因素的条件下易诱发出血。

3.高血压动脉硬化性动脉瘤

长期高血压动脉粥样硬化导致脑血管弯曲多，侧支循环多，管径粗细不均，且脑内动脉缺乏外弹力层，在血压增高、血流涡流冲击等因素影响下，管壁薄弱的部分逐渐向外膨胀形成囊状动脉瘤，极易破裂出血。

4.其他病因

动脉炎或颅内炎症可引起血管破裂出血，肿瘤可直接侵袭血管导致出血。脑底异常血管网形成后可并发动脉瘤，一旦破裂出血可导致反复发生的脑实质内出血或 SAH。

（二）发病机制

蛛网膜下腔出血后，血液流入蛛网膜下腔淤积在血管破裂相应的脑沟和脑池中，并可下流至脊髓蛛网膜下腔，甚至逆流至第四脑室和侧脑室，引起一系列变化。

1.颅内容积增加

血液流入蛛网膜下腔使颅内容积增加，引起颅内压增高，血液流入量大者可诱发脑疝。

2.化学性脑膜炎

血液流入蛛网膜下腔后直接刺激血管，使白细胞崩解释放各种炎症介质。

3.血管活性物质释放

血液流入蛛网膜下腔后，血细胞破坏产生各种血管活性物质（氧合血红蛋白、5-羟色胺、血栓烷 A_2、肾上腺素、去甲肾上腺素）刺激血管和脑膜，使脑血管发生痉挛和蛛网膜颗粒粘连。

4.脑积水

血液流入蛛网膜下腔在颅底或逆流入脑室发生凝固，造成脑脊液回流受阻引起急性阻塞性脑积水和颅内压增高；部分红细胞随脑脊液流入蛛网膜颗粒并溶解，使其阻塞，引起脑脊液吸收减慢，最后产生交通性脑积水。

5.下丘脑功能紊乱

血液及其代谢产物直接刺激下丘脑引起神经内分泌紊乱，引起发热、血糖含量增高、应激性溃疡、肺水肿等。

6.脑-心综合征

急性高颅压或血液直接刺激下丘脑、脑干，导致自主神经功能亢进，引起急性心肌缺血、心律失常等。

二、病理

肉眼可见脑表面呈紫红色，覆盖有薄层血凝块；脑底部的脑池、脑桥小脑三角及小脑延髓池等处可见更明显的血块沉积，甚至可将颅底的血管、神经埋没。血液可穿破脑底面进入第三脑室和侧脑室。脑底大量积血或脑室内积血可影响脑脊液循环出现脑积水，约 5% 的患者，由于部分红细胞随脑脊液流入蛛网膜颗粒并使其堵塞，引起脑脊液吸收减慢而产生交通性脑积水。蛛网膜及软膜增厚、色素沉着，脑与神经、血管间发生粘连。脑脊液呈血性。血液在蛛网膜下腔的分布，以出血量和范围分为弥散型和局限型。前者出血量较多，穹隆面与基底面蛛网膜下腔均有血液沉积；后者血液则仅存于脑底池。40%～60% 的脑标本并发脑内出血。出血的次数越多，并发脑内出血的比例越大。并发脑内出血的发生率第 1 次约 39.6%，第 2 次约 55%，第 3 次达 100%。出血部位随动脉瘤的部位而定。动脉瘤好发于 Willis 环的血管上，尤其是动脉分叉处，可单发或多发。

三、临床表现

SAH 发生于任何年龄，发病高峰多在 30～60 岁；50 岁后，ISAH 的危险性有随年龄的增加而升高的趋势。男女在不同的年龄段发病不同,10 岁前男性的发病率较高,男女比为 4:1;40～50 岁时,男女发病相等;70～80 岁时,男女发病率之比高达 1:10。临床主要表现为剧烈头痛、脑膜刺激征阳性、血性脑脊液。在严重病例中,患者可出现意识障碍,从嗜睡至昏迷不等。

(一)症状与体征

1.先兆及诱因

先兆通常是不典型头痛或颈部僵硬,部分患者有病侧眼眶痛、轻微头痛、动眼神经麻痹等表现,主要由少量出血造成;70%的患者存在上述症状数天或数周后出现严重出血,但绝大部分患者起病急骤,无明显先兆。常见诱因有过量饮酒、情绪激动、精神紧张、剧烈活动、用力状态等,这些诱因均能增加 ISAH 的风险性。

2.一般表现

出血量大者,当日体温即可升高,可能与下丘脑受影响有关;多数患者于2～3 天后体温升高,多属于吸收热;SAH 后患者血压增高,1～2 周病情趋于稳定后逐渐恢复病前血压。

3.神经系统表现

绝大部分患者有突发持续性剧烈头痛。头痛位于前额、枕部或全头,可扩散至颈部、腰背部;常伴有恶心、呕吐。呕吐可反复出现,系由颅内压急骤升高和血液直接刺激呕吐中枢所致。如呕吐物为咖啡色样胃内容物则提示上消化道出血,预后不良。头痛部位各异,轻重不等,部分患者类似眼肌麻痹型偏头痛。有48%～81%的患者可出现不同程度的意识障碍,轻者嗜睡,重者昏迷,多逐渐加深。意识障碍的程度、持续时间及意识恢复的可能性均与出血量、出血部位及有无再出血有关。

部分患者以精神症状为首发或主要的临床症状,常表现为兴奋、躁动不安、定向障碍,甚至谵妄和错乱;少数可出现迟钝、淡漠、抗拒等。精神症状可由大脑前动脉或前交通动脉附近的动脉瘤破裂引起,大多在病后 1～5 天出现,但多数在数周内自行恢复。癫痫发作较少见,多发生在出血时或出血后的急性期,国外发生率为 6.0%～26.1%,国内资料为 10.0%～18.3%。在一项 SAH 的大宗病例报道中,大约有 15%的动脉瘤性 SAH 表现为癫痫。癫痫可为局限性抽搐或全身强直-阵挛性发作,多见于脑血管畸形引起者,出血部位多在天幕上,多由于血液刺激大脑皮质所致,患者有反复发作倾向。部分患者由于血液流入脊髓蛛网膜下腔可出现神经根刺激症状,如腰背痛。

4.神经系统体征

（1）脑膜刺激征：为 SAH 的特征性体征，包括头痛、颈强直、Kernig 征和 Brudzinski 征阳性。常于起病后数小时至 6 天内出现，持续 3～4 周。颈强直发生率最高（6%～100%）。另外，应当注意临床上有少数患者可无脑膜刺激征，如老年患者，可能因蛛网膜下腔扩大等老年性改变和痛觉不敏感等因素，往往使脑膜刺激征不明显，但意识障碍仍可较明显，老年人的意识障碍可达 90%。

（2）脑神经损害：以第 Ⅱ、第 Ⅲ 对脑神经最常见，其次为第 Ⅴ、第 Ⅵ、第 Ⅶ、第 Ⅷ 对脑神经，主要由于未破裂的动脉瘤压迫或破裂后的渗血、颅内压增高等直接或间接损害引起。少数患者有一过性肢体单瘫、偏瘫、失语，早期出现者多因出血破入脑实质和脑水肿所致；晚期多由于迟发性脑血管痉挛引起。

（3）眼症状：SAH 的患者中，17% 有玻璃体膜下出血，7%～35% 有视盘水肿。视网膜下出血及玻璃体下出血是诊断 SAH 有特征性的体征。

（4）局灶性神经功能缺失：如有局灶性神经功能缺失有助于判断病变部位，如突发头痛伴眼睑下垂者，应考虑载瘤动脉可能是后交通动脉或小脑上动脉。

（二）SAH 并发症

1.再出血

在脑血管疾病中，最易发生再出血的疾病是 SAH，国内文献报道再出血率为 24% 左右。再出血临床表现严重，病死率远远高于第 1 次出血，一般发生在第 1 次出血后 10～14 天，2 周内再发生率占再发病例的 54%～80%。近期再出血病死率为 41%～46%，甚至更高。再发出血多因动脉瘤破裂所致，通常在病情稳定的情况下，突然头痛加剧、呕吐、癫痫发作，并迅速陷入深昏迷，瞳孔散大，对光反射消失，呼吸困难甚至停止。神经定位体征加重或脑膜刺激征明显加重。

2.脑血管痉挛

脑血管痉挛（CVS）是 SAH 发生后出现的迟发性大、小动脉的痉挛狭窄，以后者更多见。典型的血管痉挛发生在出血后 3～5 天，于 5～10 天达高峰，2～3 周逐渐缓解。在大多数研究中，血管痉挛发生率在 25%～30%。早期可逆性 CVS 多在蛛网膜下腔出血后 30 分钟内发生，表现为短暂的意识障碍和神经功能缺失。70% 的 CVS 在蛛网膜下腔出血后 1～2 周内发生，尽管及时干预治疗，但仍有约 50% 有症状的 CVS 患者将会进一步发展为脑梗死。因此，CVS 的治疗关键在预防。血管痉挛发作的临床表现通常是头痛加重或意识状态下降，除发热和脑膜刺激征外，也可表现局灶性的神经功能损害体征，但不常见。尽管导致血管痉挛的许多潜在危险因素已经确定，但 CT 扫描所见的蛛网膜下腔出血的数量和部位是最主要的危险因素。基底池内有厚层血块的患者比仅有少量出血的患者更容易发展为血管痉挛。虽然国内外均有大量的临床观察和实验数据，但是 CVS 的机制仍不确定。蛛网膜下腔出血本身或其降解产物中的一种或多种成分可能是导致 CVS 的原因。

CVS 的检查常选择经颅多普勒超声（TCD）和数字减影血管造影（DSA）检查。TCD 有助于血管痉挛的诊断。TCD 血液流速峰值大于 200 cm/s 和/或平均流速大于 120 cm/s 时能很好地与血管造影显示的严重血管痉挛相符。值得提出的是，TCD 只能测定颅内血管系统中特定深度的血管段。测得数值的准确性在一定程度上依赖于超声检查者的经验。动脉插管血管造影诊断 CVS 较 TCD 更为敏感。CVS 患者行血管造影的价值不仅用于诊断，更重要的目的是血管内治疗。动脉插管血管造影为有创检查，价格较昂贵。

3.脑积水

大约 25% 的动脉瘤性蛛网膜下腔出血患者由于出血量大、速度快，血液大量涌入第三脑室、第四脑室并凝固，使第四脑室的外侧孔和正中孔受阻，可引起急性梗阻性脑积水，导致颅内压急剧升高，甚至出现脑疝而死亡。急性脑积水常发生于起病数小时至 2 周内，多数患者在 1～2 天内意识障碍呈进行性加重，神经症状迅速恶化，生命体征不稳定，瞳孔散大。颅脑 CT 检查可发现阻塞上方的脑室明显扩大等脑室系统有梗阻表现，此类患者应迅速进行脑室引流术。慢性脑积水是 SAH 后 3 周至 1 年内发生的脑积水，原因可能为蛛网膜下腔出血刺激脑膜，引起无菌性炎症反应形成粘连，阻塞蛛网膜下腔及蛛网膜绒毛而影响脑脊液的吸收与回流，以脑脊液吸收障碍为主，病理切片可见蛛网膜增厚纤维变性，室管膜破坏及脑室周围脱髓鞘改变。Johnston 认为脑脊液的吸收与蛛网膜下腔和上矢状窦的压力差以及蛛网膜绒毛颗粒的阻力有关。当脑外伤后颅内压增高时，上矢状窦的压力随之升高，使蛛网膜下腔和上矢状窦的压力差变小，从而使蛛网膜绒毛微小管系统受压甚至关闭，直接影响脑脊液的吸收。脑脊液的积蓄造成脑室内静水压升高，致使脑室进行性扩大。因此，慢性脑积水的初期，患者的颅内压是高于正常的，及至脑室扩大到一定程度之后，由于加大了吸收面，才渐使颅内压下降至正常范围，故临床上称之为正常颅压脑积水。但由于脑脊液的静水压已超过脑室壁所能承受的压力，脑室不断继续扩大、脑萎缩加重而致进行性痴呆。

4.自主神经及内脏功能障碍

其常因下丘脑受出血、脑血管痉挛和颅内压增高的损伤所致，临床可并发心肌缺血或心肌梗死、急性肺水肿、应激性溃疡。这些并发症被认为是交感神经过度活跃或迷走神经张力过高所致。

5.低钠血症

重症 SAH 常影响下丘脑功能,而导致有关水盐代谢激素的分泌异常。目前,关于低钠血症发生的病因有两种机制,即血管升压素分泌异常综合征(SIADH)和脑性耗盐综合征(CSWS)。

SIADH 理论是 1957 年由 Bartter 等提出的,该理论认为,低钠血症产生的原因是由于各种创伤性刺激作用于下丘脑,引起血管升压素(ADH)分泌过多,或血管升压素渗透性调节异常,丧失了低渗对 ADH 分泌的抑制作用,而出现持续性 ADH 分泌。肾脏远曲小管和集合管重吸收水分的作用增强,引起水潴留、血钠被稀释及细胞外液增加等一系列病理生理变化。同时,促肾上腺皮质激素(ACTH)相对分泌不足,血浆 ACTH 降低,醛固酮分泌减少,肾小管排钾保钠功能下降,尿钠排出增多。细胞外液增加和尿、钠丢失的后果是血浆渗透压下降和稀释性低血钠,尿渗透压高于血渗透压,低钠而无脱水,中心静脉压增高的一种综合征。若进一步发展,将导致水分从细胞外向细胞内转移、细胞水肿及代谢功能异常。当血钠<120 mmol/L 时,可出现恶心、呕吐、头痛;当血钠<110 mmol/L 时可发生嗜睡、躁动、谵语、肌张力低下、腱反射减弱或消失甚至昏迷。

但 20 世纪 70 年代末以来,越来越多的学者发现,发生低钠血症时,患者多伴有尿量增多和尿钠排泄量增多,而血中 ADH 并无明显增加。这使得脑性耗盐综合征的概念逐渐被接受。SAH 时,CSWS 的发生可能与脑钠肽(BNP)的作用有关。下丘脑受损时可释放出 BNP,脑血管痉挛也可使 BNP 升高。BNP 的生物效应类似心房钠尿肽(ANP),有较强的利钠和利尿反应。CSWS 时可出现厌食、恶心、呕吐、无力、直立性低血压、皮肤无弹性、眼球内陷、心率增快等表现。诊断依据:细胞外液减少,负钠平衡,水摄入与排出率<1,肺动脉楔压<1.1 kPa(8 mmHg),中央静脉压<0.8 kPa(6 mmHg),体重减轻。Ogawasara 提出每天对 CSWS 患者定时测体重和中央静脉压是诊断 CSWS 和鉴别 SIADH 最简单和实用的方法。

四、辅助检查

(一)脑脊液检查

目前,脑脊液(CSF)检查尚不能被 CT 检查所完全取代。由于腰椎穿刺

(LP)有诱发再出血和脑疝的风险,在无条件行 CT 检查和病情允许的情况下,或颅脑 CT 所见可疑时才可考虑谨慎施行 LP 检查。均匀一致的血性脑脊液是诊断 SAH 的金标准,脑脊液压力增高,蛋白含量增高,糖和氯化物水平正常。起初脑脊液中红、白细胞比例与外周血基本一致(700:1),12 小时后脑脊液开始变黄,2~3 天后因出现无菌性炎症反应,白细胞计数可增加,初为中性粒细胞,后为单核细胞和淋巴细胞。LP 阳性结果与穿刺损伤出血的鉴别很重要。通常是通过连续观察试管内红细胞计数逐渐减少的三管试验来证实,但采用脑脊液离心检查上清液黄变及匿血反应是更灵敏的诊断方法。脑脊液细胞学检查可见巨噬细胞内吞噬红细胞及碎片,有助于鉴别。

(二)颅脑 CT 检查

CT 检查是诊断蛛网膜下腔出血的首选常规检查方法。急性期颅脑 CT 检查快速、敏感,不但可早期确诊,还可判定出血部位、出血量、血液分布范围及动态观察病情进展和有无再出血迹象。急性期 CT 表现为脑池、脑沟及蛛网膜下腔呈高密度改变,尤以脑池局部积血有定位价值,但确定出血动脉及病变性质仍需借助 DSA 检查。发病距 CT 检查的时间越短,显示蛛网膜下腔出血病灶部位的积血越清楚。Adams 观察发病当日 CT 检查显示阳性率为 95%,1 天后降至 90%,5 天后降至 80%,7 天后降至 50%。CT 显示蛛网膜下腔高密度出血征象,多见于大脑外侧裂池、前纵裂池、后纵裂池、鞍上池、和环池等。CT 增强扫描可能显示大的动脉瘤和血管畸形。须注意 CT 阴性并不能绝对排除 SAH。

部分学者依据 CT 扫描并结合动脉瘤好发部位推测动脉瘤的发生部位,如蛛网膜下腔出血以鞍上池为中心呈不对称向外扩展,提示颈内动脉瘤;外侧裂池基底部积血提示大脑中动脉瘤;前纵裂池基底部积血提示前交通动脉瘤;出血以脚间池为中心向前纵裂池和后纵裂池基底部扩散,提示基底动脉瘤。CT 显示弥漫性出血或局限于前部的出血发生再出血的风险较大,应尽早行 DSA 检查确定动脉瘤部位并早期手术。MRA 作为初筛工具具有无创、无风险的特点,但敏感性不如 DSA 检查高。

(三)DSA

确诊 SAH 后应尽早行 DSA 检查,以确定动脉瘤的部位、大小、形状、数量、侧支循环和脑血管痉挛等情况,并可协助除外其他病因如动静脉畸形、烟雾病和炎性血管瘤等。大且不规则、分成小腔(为责任动脉瘤典型的特点)的动脉瘤可能是出血的动脉瘤。如发病之初脑血管造影未发现病灶,应在发病 1 个月后复查脑血管造影,可能会有新发现。DSA 可显示 80% 的动脉瘤及几乎 100% 的血管畸形,而且对发现继发性脑血管痉挛有帮助。脑动脉瘤大多数在 2~3 周内再次破裂出血,尤以病后 6~8 天为高峰,因此对动脉瘤应早检查、早期手术治疗,如在发病后 2~3 天内,脑水肿尚未达到高峰时进行手术则手术并发症少。

(四)MRI 检查

MRI 对蛛网膜下腔出血的敏感性不及 CT。急性期 MRI 检查还可能诱发再出血。但 MRI 可检出脑干隐匿性血管畸形;对直径 3~5 mm 的动脉瘤检出率可达 84%~100%,而由于空间分辨率较差,不能清晰显示动脉瘤颈和载瘤动脉,仍需行 DSA 检查。

(五)其他检查

心电图可显示 T 波倒置、QT 间期延长、出现高大 U 波等异常;血常规、凝血功能和肝功能检查可排除凝血功能异常方面的出血原因。

五、诊断与鉴别诊断

(一)诊断

根据以下临床特点,诊断 SAH 一般并不困难,如突然起病,主要症状为剧烈头痛,伴呕吐;可有不同程度的意识障碍和精神症状,脑膜刺激征明显,少数伴有脑神经及轻偏瘫等局灶症状;辅助检查 LP 为血性脑脊液,脑 CT 所显示的出血部位有助于判断动脉瘤。

临床分级:一般采用 Hunt-Hess 分级法(表 1-1)或世界神经外科联盟(WFNS)分级。前者主要用于动脉瘤引起 SAH 的手术适应证及预后判断的参考,Ⅰ~Ⅲ级应尽早行 DSA,积极术前准备,争取尽早手术;对Ⅳ~Ⅴ级先行血块清除术,待症状改善后再行动脉瘤手术。后者根据格拉斯哥昏迷评分(GCS)和有无运动障碍进行分级(表 1-2),即Ⅰ级的 SAH 患者很少发生局灶性神经功能缺损;GCS≤12 分(Ⅳ~Ⅴ级)的患者,不论是否存在局灶神经功能缺损,并不影响其预后判断;对于 GCS 13~14 分(Ⅱ~Ⅲ级)的患者,局灶神经功能缺损是判断预后的补充条件。

表 1-1 Hunt-Hess 分级法

分级	标准
0	未破裂动脉瘤
Ⅰ	无症状或轻微头痛

续表

分级	标准
Ⅱ	中-重度头痛、脑膜刺激征、脑神经麻痹
Ⅲ	嗜睡、意识混浊、轻度局灶性神经体征
Ⅳ	昏迷、中或重度偏瘫,有早期去大脑强直或自主神经功能紊乱
Ⅴ	深昏迷、去大脑强直,濒死状态

注:凡有高血压、糖尿病、高度动脉粥样硬化、慢性肺部疾病等全身性疾病,或 DSA 呈现高度脑血管痉挛的病例,则向恶化阶段提高 1 级。

表 1-2　WFNS 的 SAH 分级(1988 年)

分级	GCS	运动障碍
Ⅰ	15	无
Ⅱ	14～13	无
Ⅲ	14～13	有局灶性体征
Ⅳ	12～7	有或无
Ⅴ	6～3	有或无

(二)鉴别诊断

1.脑出血

脑出血深昏迷时与 SAH 不易鉴别,但脑出血多有局灶性神经功能缺失体征,如偏瘫、失语等,患者多有高血压病史。仔细的神经系统检查及脑 CT 检查有助于鉴别诊断。

2.颅内感染

颅内感染发病较 SAH 缓慢。各类脑膜炎起病初均先有高热,脑脊液呈炎性改变而有别于 SAH。进一步脑影像学检查,脑沟、脑池无高密度增高影改变。脑炎临床表现为发热、精神症状、抽搐和意识障碍,且脑脊液多正常或只有轻度白细胞数增高,只有脑膜出血时才表现为血性脑脊液;脑 CT 检查有助于鉴别诊断。

3.瘤卒中

依靠详细病史(如有慢性头痛、恶心、呕吐等)、体征和脑 CT 检查可以鉴别。

六、治疗

控制继续出血,预防及解除血管痉挛,去除病因,防治再出血,尽早采取措施预防、控制各种并发症。掌握时机尽早行 DSA 检查，如发现动脉瘤及动静脉畸形，应尽早行血管介入、手术治疗。

（一）一般处理

绝对卧床护理 4～6 周，避免情绪激动和用力排便，防治剧烈咳嗽，烦躁不安时适当应用止咳剂、镇静剂；稳定血压，控制癫痫发作。对于血性脑脊液伴脑室扩大者，必要时可行脑室穿刺和体外引流，但应掌握引流速度要缓慢。发病后应密切观察 GCS 评分，注意心电图变化，动态观察局灶性神经体征变化和进行脑功能监测。

（二）防止再出血

二次出血是本病的常见现象，故积极进行药物干预对防止再出血十分必要。蛛网膜下腔出血急性期脑脊液纤维素溶解系统活性增高，第 2 周开始下降，第 3 周后恢复正常。因此，选用抗纤维蛋白溶解药物抑制纤溶酶原的形成，具有防治再出血的作用。

1.6-氨基己酸

6-氨基己酸为纤维蛋白溶解抑制剂，可阻止动脉瘤破裂处凝血块的溶解，又可预防再破裂和缓解脑血管痉挛。每次 8～12 g 加入 10％葡萄糖盐水 500 mL 中静脉滴注，每天 2 次。

2.氨甲苯酸

氨甲苯酸又称抗血纤溶芳酸，能抑制纤溶酶原的激活因子，每次 200～400 mg，溶于葡萄糖注射液或 0.9％氯化钠注射液 20 mL 中缓慢静脉注射，每天 2 次。

3.氨甲环酸

氨甲环酸为氨甲苯酸的衍化物，抗血纤维蛋白溶酶的效价强于前两种药物，每次 250～500 mg 加入 5％葡萄糖注射液 250～500 mL 中静脉滴注，每天 1～2 次。

但近年的一些研究显示抗纤溶药虽有一定的防止再出血作用，但同时增加了缺血事件的发生，因此不推荐常规使用此类药物，除非凝血障碍所致出血时可考虑应用。

（三）降颅压治疗

蛛网膜下腔出血可引起颅内压升高、脑水肿，严重者可出现脑疝，应积极进行脱水降颅压治疗,主要选用 20%甘露醇静脉滴注,每次 125～250 mL,2～4 次/天;呋塞米入小壶,每次 20～80 mg,2～4 次/天;清蛋白 10～20 g/d,静脉滴注。药物治疗效果不佳或疑有早期脑疝时,可考虑脑室引流或颞肌下减压术。

(四)防治脑血管痉挛及迟发性缺血性神经功能缺损

目前认为脑血管痉挛引起迟发性缺血性神经功能缺损(DIND)是动脉瘤性 SAH 最常见的死亡和致残原因。钙通道阻滞剂可选择性作用于脑血管平滑肌,减轻脑血管痉挛和 DIND。常用尼莫地平,每天 10 mg(50 mL),以每小时 2.5～5.0 mL 速度泵入或缓慢静脉滴注,5～14 天为 1 个疗程;也可选择尼莫地平,每次 40 mg,每天 3 次,口服。国外报道高血压-高血容量-血液稀释(3H)疗法可使大约 70%的患者临床症状得到改善。有数个报道认为与以往相比,"3H"疗法能够明显改善患者预后。增加循环血容量,提高平均动脉压(MAP),降低血细胞比容(HCT)至 30%～50%,被认为能够使脑灌注达到最优化。3H 疗法必须排除已存在脑梗死、高颅压,并已夹闭动脉瘤后才能应用。

(五)防治急性脑积水

急性脑积水常发生于病后 1 周内,发生率为 9%～27%。急性阻塞性脑积水患者脑 CT 显示脑室急速进行性扩大,意识障碍加重,有效的疗法是行脑室穿刺引流和冲洗。但应注意防止脑脊液引流过度,维持颅内压在 2.0～4.0 kPa(15～30 mmHg),因过度引流会突然发生再出血。长期脑室引流要注意继发感染(脑炎、脑膜炎),感染率为 5%～10%。同时常规应用抗生素防治感染。

(六)低钠血症的治疗

SIADH 的治疗原则主要是纠正低血钠和防止体液容量过多。可限制液体摄入量,1 天<500 mL,使体内水分处于负平衡以减少体液过多与尿钠丢失。注意应用利尿剂和高渗盐水,纠正低血钠与低渗血症。当血浆渗透压恢复,可给予 5%葡萄糖注射液维持,也可用抑制 ADH 药物,地美环素 1～2 g/d,口服。

CSWS 的治疗主要是维持正常水盐平衡,给予补液治疗。可静脉或口服等渗或高渗盐液,根据低钠血症的严重程度和患者耐受程度单独或联合应用。高渗盐液补液速度以每小时 0.7 mmol/L,24 小时<20 mmol/L 为宜。如果纠正低钠血症速度过快可导致脑桥脱髓鞘病,应予特别注意。

七、预后与预防

(一)预后

临床常采用 Hunt 和 Kosnik 修改的 Botterell 的分级方案,对预后判断有帮助。Ⅰ～Ⅱ级患者预后佳,Ⅳ～Ⅴ级患者预后差,Ⅲ级患者介于两者之间。

首次蛛网膜下腔出血的死亡率为 10%～25%。死亡率随着再出血递增。再出血和脑血管痉挛是导致死亡和致残的主要原因。蛛网膜下腔出血的预后与病因、年龄、动脉瘤的部位、瘤体大小、出血量、有无并发症、手术时机选择及处置是否及时、得当有关。

(二)预防

蛛网膜下腔出血病情常较危重,死亡率较高,尽管不能从根本上达到预防目的,但对已知的病因应及早积极对因治疗,如控制血压、戒烟、限酒,以及尽量避免剧烈运动、情绪激动、过劳、用力排便、剧烈咳嗽等;对于长期便秘的个体应采取辨证论治思路长期用药(如麻仁润肠丸、芪蓉润肠口服液、香砂枳术丸、越鞠保和丸等);情志因素常为本病的诱发因素,对于已经存在脑动脉瘤、动脉血管夹层或烟雾病的患者,保持情绪稳定至关重要。

不少尸检材料证实,患者生前曾患动脉瘤但未曾破裂出血,说明存在危险因素并不一定完全会出血,预防动脉瘤破裂有着非常重要的意义。应当强调的是,蛛网膜下腔出血常在首次出血后 2 周再次发生出血且常常危及生命,故对已出血患者积极采取有效措施进行整体调节并及时给予恰当的对症治疗,对预防再次出血至关重要。

第二节　脑神经疾病

一、面神经炎

面神经炎也称特发性面神经麻痹或 Bell 麻痹,是最常见面神经疾病,可能因茎乳孔内面神经非特异性炎症导致周围性面瘫。年发病率 23/10 万,男女发病率相近,任何年龄均可发病,无明显季节性。

（一）病因及病理

面神经炎病因未完全阐明。骨性面神经管仅能容纳面神经通过，面神经一旦发生缺血、水肿，必然导致面神经受压。诱发因素可为风寒、病毒感染（单纯疱疹病毒、水痘-带状疱疹病毒、巨细胞病毒、EB 病毒、腮腺炎病毒与人类疱疹病毒6）及自主神经功能不稳，局部神经营养血管痉挛导致神经缺血水肿，也可为吉兰-巴雷综合征体征之一。单侧的、临床的、免疫学的、血清学的和组织病理学的发现通常提示在膝状神经节内的单纯疱疹病毒（HSV）的再活化是面神经炎的主要病因。Burgess 等在一例 Bell 麻痹发病6周后死亡老年男性膝状神经节鉴定出 HSV 染色体组，Murakami 等在 14 例 Bell 麻痹患者神经减压术时，抽取面神经的神经内膜液，用聚合酶链反应（PCR）扩增病毒基因组序列，11 例患者面神经及膝状神经节鉴定出 HSV-I 抗原，并在小鼠耳和舌上接种 HSV 产生面瘫。因此，有的学者建议，特发性面神经麻痹应称为单纯疱疹性面神经麻痹或疱疹性面神经麻痹。

有学者发现女性妊娠 7～9 个月时，特别是产前、产后 2 周发病率可增加 3 倍，有些面神经麻痹女性患者每次妊娠都可复发，但许多学者未发现妊娠的影响。也有学者认为，糖尿病和高血压患者可能较正常人群易感。

目前资料显示，面神经炎早期病理改变为神经水肿和脱髓鞘，严重者可出现轴索变性。

（二）临床表现

（1）本病通常急性起病，约半数病例面神经麻痹在 48 小时内达到严重程度，所有病例 5 天内达到高峰。部分患者麻痹前 1～2 天患侧耳后持续疼痛和乳突部压痛，主要表现患侧面部表情肌瘫痪，额纹消失，不能皱额蹙眉，眼裂不能闭合或闭合不全，闭眼时眼球向上外方转动，显露白色巩膜，称为 Bell 征；鼻唇沟变浅、口角下垂，露齿时口角偏向健侧，口轮匝肌瘫痪，鼓气或吹口哨漏气，颊肌瘫痪，食物滞留于患侧齿颊间；少数患者出现三叉神经 1～2 个分支感觉减退。多为单侧性，双侧多见于吉兰-巴雷综合征。

（2）鼓索以上面神经病变出现同侧舌前 2/3 味觉丧失；发出镫骨肌支以上受损时出现同侧舌前 2/3 味觉丧失和听觉过敏；膝状神经节病变除周围性面瘫、舌前 2/3 味觉障碍和听觉过敏，可有患侧乳突部疼痛、耳郭和外耳道感觉减退、外耳道或鼓膜疱疹等，称 Hunt 综合征。

(三)诊断及鉴别诊断

1.诊断

根据急性起病周围性面瘫,伴舌前 2/3 味觉障碍、听觉过敏、耳郭及外耳道感觉减退、患侧乳突部疼痛等。

2.鉴别诊断

面神经炎须注意与下列疾病鉴别。

(1)吉兰-巴雷综合征:多为双侧性周围性面瘫,伴四肢对称性弛缓性瘫,脑脊液(CSF)蛋白-细胞分离等。

(2)耳源性面神经麻痹:常继发于中耳炎、迷路炎及乳突炎等,或由腮腺炎、颌面部肿瘤、下颌化脓性淋巴结炎等引起,常有明确原发病史及症状。

(3)莱姆病:常见单侧或双侧面神经麻痹,但可累及其他脑神经。

(4)颅后窝肿瘤或脑膜炎:周围性面瘫多起病缓慢,有原发病史及其他脑神经受损表现。

(5)面神经炎周围性面瘫须与核上(中枢)性面瘫鉴别,核上性面瘫额肌和眼轮匝肌不受累或较轻,可有情感性和自主性面部运动分离,常伴肢体瘫或失语(主侧半球病变),皮质侧裂周围区发育畸形也可见双侧面瘫和咽部麻痹,见于假性延髓性麻痹。

(四)辅助检查

脑脊液检查单个核细胞(MNC)可轻度增加。增强 MRI 可显示 Bell 麻痹的面神经。肌电图检查可有效鉴别暂时神经传导障碍与病理阻断,如 10 天后出现去神经支配证据,可预测恢复过程时间较长(平均 3 个月)。神经开始恢复常需 2 年或更长时间,且常不完全。

(五)治疗

治疗原则是改善局部血液循环,减轻面神经水肿,缓解神经受压,促进神经功能恢复。

(1)急性期尽早应用皮质类固醇,如地塞米松 10~20 mg/d,7~10 天为 1 个疗程;或泼尼松 1 mg/(kg·d),顿服或分 2 次口服,连续 5 天,以后 7~10 天逐渐减量。

(2)Hunt 综合征可口服阿昔洛韦 5 mg/kg,每天 5~6 次,连服 7~10 天。

(3)B 族维生素可促进神经髓鞘恢复,维生素 B_1 100 mg、维生素 B_{12} 500 μg,肌内注射。

（4）巴氯芬可减低肌张力，改善局部循环，从小剂量 5 mg 开始口服，每天2～3次，逐渐增量至 30～40 mg/d。个别患者不能耐受恶心、呕吐和嗜睡等不良反应。

（5）急性期在茎乳孔附近可行超短波透热疗法、红外线照射或局部热敷等，以改善局部循环，消除神经水肿。恢复期可用碘离子透入疗法、针刺或电针治疗等。

（6）患侧面肌稍能活动，应尽早开始功能训练和康复治疗，对着镜子皱眉、举额、闭眼、露齿、鼓腮和吹口哨等，每天数次，每次 10～15 分钟，辅以面肌按摩。

（7）手术疗法适用于 Bell 麻痹 2 年未恢复者，可行面神经-副神经、面神经-舌下神经或面神经-膈神经吻合术，疗效尚难肯定，只适宜严重病例，严重面瘫患者可做整容手术。

（8）患者不能闭眼、瞬目使角膜长期暴露，易发生感染，可戴眼罩防护，用左氧氟沙星眼药水及重组牛碱性成纤维细胞生长因子（贝复舒）滴眼剂等预防感染和保护眼角膜。

二、三叉神经痛

三叉神经痛是原因不明的三叉神经分布区短暂反复发作性剧痛，又称特发性三叉神经痛，Cushing 称为痛性抽搐。根据病因可分为特发性和继发性，继发性病因包括桥小脑角肿瘤，胆脂瘤、听神经瘤、脑膜瘤和动脉瘤等多见，以及三叉神经节肿瘤、脊索瘤、垂体瘤长入麦氏囊、颅底恶性肿瘤（如鼻咽癌、其他转移癌）、血管畸形、蛛网膜炎和多发性硬化等。古代的人们就认识这种疾病，Arateus 在公元前 1 世纪，以后 Lock、Andre、Fothergill 等曾分别描述此病。年发病率为 4.3/10 万，女性高于男性（3∶2），成年及老年人多见，40 岁以上患病占 70%～80%；特发性发病年龄为 52～58 岁，症状性发病年龄为 30～35 岁。

（一）病因与发病机制

本病病因和发病机制尚不清楚，根据临床观察及动物实验认为有两种病因。

1.中枢性病因

Penfield 等认为，三叉神经痛是周围性痫样放电，为一种感觉性癫痫样发作，发放部位可能在三叉神经脊束核。也有认为病因可能在脑干，轻微刺激面部触发点，刺激可在脑干内迅速"叠加"，引起一次疼痛发作。本病突然发作、持续时间短、有触发点、抗癫痫药治疗有效、疼痛发作时在中脑可记录到局灶性痫样放电等特征，均支持中枢性病因设想。但尚不能解释许多临床现象，如大多数病例仅单侧疼痛,疼痛发作仅局限于一支或两支范围长期不发展,脑干病变(如肿瘤等)并不产生三叉神经痛,长期发作而无神经体征等。

2.周围性病因

周围性病因是半月神经节到脑桥间后根部分病变。1920年Cushing发现肿瘤压迫后根产生三叉神经痛,后来许多神经外科医师手术时发现各种压迫性病因,如胆脂瘤、脑膜瘤、听神经瘤、血管畸形、患侧岩嵴较高、蛛网膜炎及血管等均可促发三叉神经痛。Jennetta提出,90%以上此病患者在三叉神经脑桥入口处有扭曲血管压迫三叉神经根,引起局部脱髓鞘。85%的压迫血管为动脉,如小脑上动脉、小脑前下动脉等,少数为静脉或动脉与静脉共同受压。Gardner等推测脱髓鞘局部可能产生异位冲动,相邻纤维间产生短路或伪突触形成和传递,轻微触觉刺激通过"短路"传入中枢,中枢传出冲动亦通过"短路"传入,如此很快叠加导致三叉神经痛发作。近年来三叉神经血管减压术获得良好效果,使人们普遍接受周围性病因理论。Kerr认为,中枢性与周围性因素并存,病变在周围部,发病机制在中枢部。

(二)病理

以往认为特发性三叉神经痛无特殊病理改变,近年来开展三叉神经感觉根切断术,活检发现神经节细胞消失、炎性细胞浸润、神经纤维脱髓鞘或髓鞘增厚、轴突变细或消失等,部分患者发现颅后窝小异常血管团压迫三叉神经根或延髓外侧面,手术解除压迫可缓解或治愈。病理变化表现节细胞轴突有不规则球状茎块,是髓鞘不正常染色形成,常沿神经束分布,发生在相邻束上。受损髓鞘明显增厚,失去原有层次结构,外层神经鞘膜破裂,髓鞘自破裂口挤出,有的碎裂成椭圆形颗粒,甚至呈粉末状;轴突扭曲不规则,节段性断裂或完全消失,轴浆改变可见Ranvier结附近集结大量线粒体。无髓鞘纤维也退行性变,但神经鞘膜细胞外层保持正常,神经节细胞附近卫星细胞胞质内常有空泡出现。

(三)临床表现

1.一般表现

三叉神经痛高龄患者较为常见,女多于男。

本病通常限于一或两支分布区,第2、3支多见。发作多为一侧性,仅少数(5%以下)为双侧性,先从一侧开始。疼痛多自上颌支或下颌支开始,以后可扩散为两支,眼支起病少见,两支同时发病以2、3支常见,3支同时受累罕见。下颌支受累最多(约60%),多由下颌犬齿部开始,向后上放射至耳深部或下颌关节处,少数可呈相反方向放射,局限于下颌支范围内;上颌支次之(约30%),由鼻孔处开始,放射至眼眶内、外缘,有时扩散至眼支区产生眼部疼痛。

2.发作特点

(1)常无预兆,骤然发生,突然停止,每次发作数秒至2分钟,面颊、上下颌及舌部最明显,口角、鼻翼、颊部和舌部为敏感区,轻触可诱发。

(2)患者常述剧烈电击样、针刺样、刀割样或撕裂样疼痛,发作时常以手掌或毛巾紧按患侧面部或用力擦面部减轻疼痛,极少数病例发作前或发作时伴咀嚼动作,严重者伴偏侧面肌痉挛。

(3)通常早期发作次数较少,间歇期较长,可数天一次,以后发作逐渐频繁,甚至数分钟发作一次,终日不止。

(4)病程可呈周期性,发作期可为数天、数周或数月不等,缓解期如常人,可达数年,少数仍有烧灼感,夜间发作较轻或停止,严重者昼夜发作,夜不成寐或睡后痛醒;病程愈长,通常发作愈频繁愈重,很少自愈;部分病例发作周期似与气候有关,春、冬季易发病。

(5)可有扳机点或触发点,上下唇、鼻翼、口角、门齿或犬齿、齿根、颊和舌等部位特别敏感,稍触及即可诱发疼痛,刺激上唇外1/3、鼻翼、上门齿和颊部等扳机点可诱发上颌支发作,饮冷或热水、擤鼻涕、刷牙、洗脸和剃须等可诱发,严重影响患者生活,患者常不敢进食、大声说话或洗脸等;咀嚼、呵欠、讲话、冷或热水刺激下犬齿可诱发下颌支发作,皮肤扳机点较少诱发;可合并舌咽神经痛,发作时间数秒至2分钟。

(6)有时伴面部发红、皮温增高、结膜充血、流泪、唾液分泌增多、鼻黏膜充血及流涕等。

3.神经系统检查

一般无阳性体征,患者因恐惧疼痛发作而不敢洗脸、剃须、刷牙和进食,表现面部、口腔卫生很差,全身营养不良,面色憔悴,精神抑郁及情绪低落等。慢性患者可发生面部营养障碍,如局部皮肤粗糙、眉毛脱落、角膜水肿混浊、麻痹性角膜炎、虹膜脱出及白内障、咬肌萎缩等,局部触痛觉轻度减退,封闭治疗者面部感觉可减退。

4.前三叉神经痛

前三叉神经痛偶发,最终注定要发展为三叉神经痛的患者可能有牙痛或鼻窦炎特点的前驱性疼痛,持续长达数小时。疼痛可被下颌运动、饮冷或热饮料所诱发,然后在数天甚至数年后在同一区域发生典型的三叉神经痛。

(四)诊断与鉴别诊断

1.诊断

典型特发性三叉神经痛诊断根据疼痛发作部位、性质、面部扳机点及神经系统无阳性体征等,多数病例卡马西平或苯妥英钠治疗有效,有助于确诊。

2.鉴别诊断

本病须注意与以下疾病鉴别。

(1)继发性三叉神经痛:发作特点与特发性相似,发病年龄较小,表现三叉神经麻痹如面部感觉减退、角膜反射迟钝等,伴持续性疼痛;常合并其他脑神经麻痹,可因多发性硬化、延髓空洞症、原发性或转移性颅底肿瘤所致。

(2)牙痛:牙痛一般呈持续钝痛,局限于牙龈部,进食冷、热食物加剧。X线检查可发现龋齿等牙病、埋伏牙及肿瘤等,有的患者拔牙后仍然疼痛才确诊。

(3)舌咽神经痛:较少见,常见于年轻妇女,性质与三叉神经痛相似,每次持续数秒至 1 分钟,位于扁桃体、舌根、咽及耳道深部,吞咽、讲话、打呵欠和咳嗽等常可诱发。咽喉、舌根和扁桃体窝可有触发点,用 4％可卡因、1％丁卡因等喷涂,如能止痛可确诊。

(4)蝶腭神经痛:较少见,疼痛呈剧烈烧灼样、刀割样或钻样,位于鼻根后方、颧部、上颌、上腭及牙龈部,常累及同侧眼眶,疼痛向额、颞、枕和耳部等处放射,可伴患侧鼻黏膜充血、鼻塞、流泪。每天发作数次至数十次,每次持续数分钟至数小时,无扳机点。蝶腭神经节封闭有效。

(5)三叉神经炎:可因流感、上颌窦炎、额窦炎、下颌骨髓炎、伤寒、疟疾、糖尿病、痛风、乙醇中毒、铅中毒、食物中毒等引起,疼痛呈持续性,压迫可加剧,三叉神经区可有感觉减退或过敏,可伴运动支功能障碍。

(6)鼻窦炎:局部持续钝痛,可有发热、流脓涕、白细胞计数增高和局部压痛等炎症表现,鼻腔检查及X线检查可确诊。

(7)非典型性面痛:见于抑郁症及人格障碍患者,疼痛部位模糊不定,深在、弥散和不易定位,常为双侧,无触痛点。情绪是唯一加重疼痛因素。

(8)颞下颌关节病:咀嚼时疼痛,颞下颌关节局部压痛明显。

(五)治疗

特发性三叉神经痛首选药物治疗,无效或失效时考虑其他疗法。继发性三叉神经痛应针对病因治疗。

1.药物治疗

(1)卡马西平:为首选药物,作用于网状结构-丘脑系统,抑制三叉神经脊束核-丘脑系统病理性多神经元反射,有效率70%～80%。首次剂量0.1 g,每天2次,每天增加0.1 g,至疼痛停止,最大剂量1.2 g/d;减轻后可试验逐渐减量,用最小有效维持量,通常为0.6～0.8 g/d。妊娠妇女忌用,不良反应有头晕、嗜睡、口干、恶心、消化不良及步态不稳等,多可消失,偶有皮疹、血白细胞计数一过性减少,停药后可恢复;出现共济失调、复视、再生障碍性贫血、肝功能损害、心绞痛及精神症状等,须立即停药。无效者与苯妥英钠合用可能有效。

(2)苯妥英钠:显著抑制突触传导或可提高痛阈,0.1 g口服,每天3次,无效时可每天加量0.05 g,数天后加至0.6 g/d,疗效达54%～70%。疗效不显著时可辅用氯普芬、苯巴比妥、氯氮䓬等。

(3)氯硝西泮:以上两药无效时可试用,6～8 mg/d口服,40%～50%的患者可完全控制发作,25%明显缓解。不良反应为嗜睡、步态不稳,老年患者偶见短暂精神错乱,停药后可消失。

(4)七叶莲:木通科野木瓜属,又名假荔枝,止痛效果约达60%。0.4 g口服,每天3次;或2 mL肌内注射,每天1～2次。可先用针剂,疼痛减轻后改用口服。无严重不良反应,少数患者口干、腹部不适、食欲减退、轻微头昏等,停药可恢复。与苯妥英钠、卡马西平合用可提高疗效。

(5)巴氯芬:可试用,有效率约70%,其余30%不能耐受不良反应。自5 mg开始,每天2次,用量达20～30 mg/d。不良反应有恶心、呕吐和嗜睡等。

(6)大剂量维生素B$_{12}$:1 000 μg,肌内注射,每周2～3次,4～8周为1个疗程,部分患者可缓解,机制不清。无不良反应,偶有一过性头晕、全身瘙痒及复视等。复发时可给予以前的疗效剂量。可试用三叉神经分支注射,注射前先行普鲁卡因局部麻醉,眼支注射眶上神经,上颌支注射眶下神经,下颌支注射下颌神经,剂量250 g。

(7)匹莫齐特:文献报道,48例药物治疗无效的难治性三叉神经痛患者,用匹莫齐特治疗有效。通常第1～4天剂量4 mg/d,第5～9天6 mg/d,第10～14天8 mg/d,第14天后12 mg/d,均分2次口服。不良反应包括手颤、记忆力减退、睡眠中出现肢体不随意抖动等,出现率高达83.3%,多发生于治疗后4～6周。

2.无水乙醇或甘油封闭疗法

其适合服药无效者,在神经分支或半月神经节注药阻断传导,无水乙醇注射疗效较短,甘油注射疗效较长,甘油是高黏度神经化学破坏剂,注射后逐渐破坏感觉神经细胞,数小时至数天方能止痛。不良反应为注射区感觉缺失。可采取以下方式：①周围支封闭，在眶下、眶上、上颌、下颌神经分支处局部麻醉，注入无水乙醇 0.3～0.5 mL，疗效期短（一般 1～6 个月），除眶上神经封闭现已少用。②半月神经节封闭，注射药物破坏节内感觉神经细胞，疗效较持久，但注射技术较难，CT 监视下注射可提高成功率。

3. **经皮半月神经节射频电凝疗法**

在 X 线或 CT 导向下将射频电极针经皮插入半月神经节，通电加热至 65～75 ℃，维持 1 分钟，选择性破坏半月节后无髓鞘痛温觉传导 A 和 C 细纤维，保留有髓鞘触觉传导 Aα、β 粗纤维，疗效达 90％以上；适于年老患者及系统疾病不能耐受手术患者；约 20％患者出现并发症，如面部感觉异常、角膜炎、咬肌无力、复视、带状疱疹等；长期随访复发率 21％～28％，重复应用有效。

三、面肌痉挛

（一）定义

面肌痉挛又称面肌抽搐，以一侧面肌阵发性不自主抽动为表现。

（二）病因

本病病因未明，导致面肌痉挛的异常神经冲动可能来自面神经通路的某个部位受到压迫而发生的水肿、脱髓鞘等改变，病变处纤维"短路"形成异常兴奋。部分患者在面神经近脑干部分受邻近血管的压迫，以小脑后下动脉和小脑前下动脉最多见。还可因为邻近面神经的肿瘤、颅内感染、血管瘤等累及面神经而引起。少数病例是面神经炎的后遗症。

（三）临床表现

本病在中年以后发病，女性多于男性。痉挛多是首先从一侧眼轮匝肌的阵发性抽搐开始，逐渐向口角、整个面肌扩展，重者眼轮匝肌抽动使睁眼困难。每次抽动数秒至数分钟。随病程延长，抽搐持续的时间逐渐延长，间歇期缩短。说话、进食或精神紧张、情绪激动可诱发症状加剧，入睡后抽搐停止。不经治疗很少自发缓解。神经系统检查，原发性者无阳性体征。但继发于肿瘤、炎症、血管瘤的多伴有其他神经症状和体征。

（四）辅助检查

肌电图于受累侧面肌可记录到同步阵发性高频率发放的动作电位。伴有其他神经系统受累表现者应做头部 X 线、CT 或 MRI 检查，以明确病因。与局部性痫性发作鉴别困难时应做脑电图检查。

(五)诊断与鉴别诊断

本病以单侧发作性面部表情的同步性痉挛为特点,神经系统检查无其他阳性体征,可诊断。但应除外以下疾病。

1.习惯性眼睑痉挛

习惯性眼睑痉挛为习惯性面肌抽动的一种表现形式,多见于儿童及青壮年,为短暂的眼睑或面部肌肉收缩,常为双侧,可由意志暂时控制。其发病与精神因素有关。脑电图、肌电图均正常,抽动时肌电图所见与正常的肌肉主动收缩波形一致。

2.局限性运动性癫痫

本病面肌抽搐幅度较大,多同时伴有颈部肌肉、上肢或偏身的抽搐。脑电图可有癫痫波发放,CT 或 MRI 检查可有阳性发现。

3.癔症性眼睑痉挛

本病常见于女性患者,多局限于双侧眼睑肌,下部面肌不受累。可伴有其他癔症症状,其发生、消失与暗示有关。

4.颅内肿瘤、炎症、血管瘤

本病伴有同侧面部感觉障碍、听力障碍、偏身或四肢肌力减低、锥体束征阳性等体征时,应考虑由颅内肿瘤、炎症、血管瘤等疾病所致。

(六)治疗

1.病因治疗

病因明确者应针对病因积极治疗。

2.药物治疗

(1)可用抗癫痫药、镇静药,如卡马西平 0.1 g,每天 2 次开始,渐增量至 0.2 g,每天 3 次,或苯妥英 0.1 g,每天 3 次,或地西泮 2.5 mg,每天 3 次。也可试用巴氯芬和加巴喷丁等口服。

(2)近年来发展的 A 型肉毒毒素,其作用机制是选择性作用于外周胆碱能神经末梢的突触前膜,抑制乙酰胆碱囊泡的量子性释放,使肌肉收缩力减弱,缓解肌肉痉挛,注射部位常为眼轮匝肌、颊肌、颧大小肌和颏肌。多数报道有效率在 90% 以上,并发症主要是面瘫和暴露性角膜炎,效果维持 3~6 个月,可重复注射。

3.理疗

可选用直流电钙离子透入疗法、红外线疗法或平流电刺激等。

4.面神经干阻滞

以 50％乙醇封闭面神经分支或茎乳孔内面神经主干。也有报道用地西泮在上述部位进行面神经封闭者。接受这种治疗后,均有不同程度的面瘫,需要3～5 个月才恢复。

第三节　脊神经疾病

脊神经疾病是指各种原因引起的脊神经支配区的疾病。主要临床表现是按照受损神经支配区分布的运动、感觉和自主神经功能障碍。根据病因分为外伤、卡压、感染、中毒、营养障碍、遗传等;根据损伤范围分为单神经病、多发神经病等。

一、单神经病

(一)定义

单神经病是单一神经受损产生与该神经分布一致的运动、感觉功能缺失症状和体征。

(二)病因与发病机制

单神经病可因局部性原因或全身性原因引起。局部性原因主要有急性创伤、缺血、机械性卡压、高温、电击和射线损伤等。全身性原因可为代谢性疾病和中毒,在这种情况下,神经对局部压迫更为敏感,受压后更易出现神经损害。

周围神经卡压综合征是指周围神经经过某些解剖上的特定部位受到卡压,如经过肌肉的腱性起点,穿过肌肉,绕过骨性隆起,或经过骨纤维鞘管及异常纤维束带处,因这些部位较硬韧,神经在这些部位反复摩擦造成局部水肿等炎症反应,引起血液循环障碍,发生髓鞘脱失,造成不同程度的感觉及运动功能障碍。

(三)临床表现及治疗

1.正中神经麻痹

正中神经由来自 C_5～T_1 的纤维组成,沿肱二头肌内侧沟伴肱动脉下降至前臂之后分支,支配旋前圆肌、桡侧腕屈肌、各指屈肌、掌长肌、拇对掌肌及拇短展肌。

正中神经的常见损伤原因是肘前区静脉注射时,药物外渗引起软组织损伤,肱骨或前臂骨折或腕部割伤,或腕管综合征的卡压所致。正中神经受损部位不同,表现不同:①正中神经受损部位在上臂时,前臂不能旋前,桡侧3个手指屈曲功能丧失,握拳无力,拇指不能对掌、外展。鱼际肌出现萎缩后手掌平坦,拇指紧靠示指而状如猿手。掌心、鱼际、桡侧3个半手指掌面和2、3指末节背面的皮肤感觉减退或丧失。由于正中神经富含自主神经纤维,损害后常出现灼性神经痛。②当损伤位于前臂中下部时,运动障碍仅有拇指的外展、屈曲与对指功能丧失。③腕管综合征:是临床上最常见的正中神经损害。正中神经在腕部经由腕骨与腕横韧带围成的骨纤维通道——腕管,到达手部。多见于中年女性,右侧多见。手和腕长期过度使用引起腕横韧带及内容肌腱慢性损伤性炎症,使管腔狭窄,导致正中神经受压,产生桡侧手掌及桡侧3个半指的疼痛、麻木、感觉减退、手指运动无力和鱼际肌麻痹、萎缩。腕管掌侧卡压点有压痛及放射痛,疼痛可放射到前臂甚至肩部。甩手后疼痛减轻或消失是其特点,有鉴别诊断价值。治疗轻症采用局部夹板固定制动,服用非甾体抗炎药,配合腕管内注射泼尼松龙可有效缓解症状;严重者需手术离断腕横韧带以解除正中神经受压。

2.尺神经麻痹

尺神经由 $C_7 \sim T_1$ 的纤维组成,初在肱动脉内侧下行,继而向后下进入尺神经沟,再沿前臂掌面尺侧下行,主要支配尺侧腕屈肌、指深屈肌尺侧半、小鱼际肌、拇收肌与骨间肌,还支配手掌面1个半指,背面2个半指的皮肤感觉。

尺神经损伤可由于腕、肘部外伤,尺骨鹰嘴部骨折、肘部受压等所致。尺神经损伤的主要表现如下。①运动障碍:手部小肌肉的运动丧失,精细动作困难;屈腕能力减弱并向桡侧偏斜;拇指不能内收,其余各指不能内收和外展;多数手肌萎缩,小鱼际平坦,骨间肌萎缩,骨间隙加深。拇指以外和各掌指关节过伸,第4、5指的指间关节弯曲,形成"爪形手"。②感觉障碍:以小指感觉减退或丧失最明显。

尺神经在肘管内受压的临床表现称为肘管综合征。肘管是由肱骨内上髁、尺骨鹰嘴和肘内侧韧带构成的纤维-骨性管道,其管腔狭窄,屈肘时内容积更小,加之位置表浅,尺神经易于此处受到嵌压。主要表现小指及环指尺侧感觉障碍,小肌肉萎缩,肘关节活动受限,肘部尺神经增粗以及肘内侧压痛等。

腕部尺管内有尺神经和尺动、静脉通过,尺神经在其内受压引起尺管综合征。病因以腱鞘囊肿最多,常见于需要长期用手根部尺侧重压或叩击工具的职业人员和长时间手持鼠标操作电脑者。若尺神经浅支受累可引起尺神经支配区感觉障碍;深支卡压可致手的内侧肌萎缩,无力,手深部胀痛和灼痛,夜间痛显著,拇指内收及其他四指收展无力,环指、小指可表现为爪形畸形,夹纸试验阳性。以上症状极易与肘部尺管综合征相混淆,可检查小指掌背侧感觉,如小指背侧感觉正常,可以排除肘部尺神经压迫,因为手背皮支是在尺神经进入腕部尺管之前分出的。治疗主要包括关节制动、应用非甾体抗炎药及手术减压。

3.桡神经麻痹

桡神经源自 $C_5 \sim C_8$ 神经根,行于腋动脉后方,继而与肱深动脉伴行入桡神经沟,转向外下至肱骨外上髁上方,于肱桡肌与肱肌间分为浅、深两终支分布于前臂及手背。所支配各肌的主要功能是伸肘、伸腕及伸指。由于其位置表浅,是臂丛神经中最易受损的神经。

桡神经损伤的常见病因是骨折、外伤、炎症或睡眠时以手代枕手术中上肢长时间外展和受压上肢被缚过紧等。近年来,醉酒深睡导致的桡神经受压损伤发病率有所增加。桡神经损伤的典型表现是腕下垂,但受损伤部位不同,症状亦有差异:①高位损伤时上肢所有伸肌瘫痪,肘关节、腕关节和掌指关节均不能伸直;上肢伸直的情况下前臂不能旋后,手呈旋前位,垂腕至腕关节不能固定,因而握力减弱;②在上臂中1/3以下损伤时,伸肘功能保留;③在前臂上部损伤时伸肘、伸腕功能保留;④前臂中 1/3 以下损伤时,仅出现伸指功能丧失而无垂腕;⑤腕关节部损伤时仅出现感觉障碍。桡神经损伤的感觉障碍一般轻微,多仅限于手的虎口区,其他部位因邻近神经的重叠支配而无明显症状。

4.腓总神经麻痹

腓总神经源自 $L_4 \sim S_3$ 神经根,在大腿下 1/3 从坐骨神经分出,是坐骨神经的两个主要分支之一。其下行至腓骨头处转向前方,分出腓肠外侧皮神经,支配小腿外侧面感觉,在腓骨颈前分为腓深和腓浅神经,前者支配胫骨前肌、踇长伸肌、踇短伸肌和趾短伸肌,后者支配腓骨长肌和腓骨短肌及足背2~5趾背面皮肤。在腓骨颈外侧,腓总神经位置表浅,又贴近骨面,因而最易受损。

腓总神经麻痹的最常见原因为各种原因的压迫,也可因腓骨头或腓骨颈部外伤、骨折等引起;糖尿病、感染、酒精中毒和铅中毒也是致病的原因。临床表现包括足与足趾不能背屈,足下垂并稍内翻,行走时为使下垂的足尖抬离地面而用力抬高患肢,并以足尖先着地呈跨阈步态。不能用足跟站立和行走,感觉障碍在小腿前外侧和足背。

5.胫神经麻痹

胫神经由 $L_4 \sim S_3$ 神经根组成。在腘窝上角自坐骨神经分出,在小腿后方下行达内踝后方,在屈肌支持带深面踝管内,分为足底内、外侧两终末支,支配腓肠肌、比目鱼肌、腘窝、跖肌、趾长屈肌和蹬长屈肌以及足底的所有短肌。其感觉分支分布于小腿下 1/3 后侧与足底皮肤。

胫神经麻痹多为药物、乙醇中毒,糖尿病等引起,也见于局部囊肿压迫及小腿损伤。主要表现是足与足趾不能屈曲,不能用足尖站立和行走,感觉障碍主要在足底。当胫神经及其终末支在踝管处受压时可引起特征性表现——足与踝部疼痛及足底部感觉减退,称为"踝管综合征"。其病因包括穿鞋不当、石膏固定过紧、局部损伤后继发的创伤性纤维化以及腱鞘囊肿等。

6.臂丛神经痛

臂丛由 $C_5 \sim T_1$ 脊神经的前支组成,包含运动、感觉和自主神经纤维,主要支配上肢的运动和感觉。臂丛神经痛是由多种病因引起的臂丛支配区以疼痛、肌无力和肌萎缩为主要表现的综合征。常见的病因是臂丛神经炎、神经根型颈椎病、颈椎间盘突出、颈椎及椎管内肿瘤、胸廓出口综合征、肺尖部肿瘤以及臂丛神经外伤。

(1)臂丛神经炎:也称为原发性臂丛神经病或神经痛性肌萎缩,多见于成人,男性多于女性。半数患者有前驱感染史,如上呼吸道感染、流感样症状,或接受免疫治疗,或接受外科手术。因而多数学者认为这是一种变态反应性疾病。少数患者有家族史。

本病起病呈急性或亚急性,主要是肩胛部和上肢的剧烈疼痛,常持续数小时至2周,肩与上肢的活动可明显加重疼痛,而后逐渐减轻,但肌肉无力则逐渐加重,在 2~3 周时达高峰。肌无力多限于肩胛带区和上臂近端,臂丛完全损害者少见。数周后肌肉有不同程度的萎缩及皮肤感觉障碍。部分患者双侧臂丛受累。急性期治疗可用糖皮质激素,如口服泼尼松 20~40 mg/d,连用 1~2 周或静脉滴注地塞米松 5~10 mg/d,待病情好转后逐渐减量。可口服非甾体抗炎药,也可应用物理疗法或局部封闭疗法止痛。恢复期注意患肢功能锻炼,给予促进神经细胞代谢药物以及针灸等。90%患者在 3 年内康复。

(2)神经根型颈椎病:是继发性臂丛神经病最常见的病因,因椎间盘退行性病变及椎体骨质增生性病变,压迫颈神经根和/或脊髓导致的临床综合征,表现为颈痛及强迫头位、臂丛神经痛及脊髓压迫症状,可单独或先后合并出现,其中臂丛神经痛最常见。

颈椎病多在 40~50 岁起病,男性较多见,病程缓慢,常反复发作。表现为 $C_5 \sim C_7$ 神经根受压引起臂丛神经痛,压迫运动神经根产生肌痛性疼痛,根性痛表现为发麻或触电样疼痛,位于上肢远端,与神经根支配节段分布一致,相应区域可有感觉减退。肌痛性疼痛常在上肢近端、肩部和/或肩胛等区域,表现持续性钝痛和/或短暂的深部钻刺样不适感,许多病例因疼痛引起肩部运动受限,病程较长可导致凝肩,肩部附近常有肌腱压痛,肱二头肌、肱三头肌反射可减低。颈椎X线侧位片可见生理前凸消失,椎间隙变窄,斜位片可见椎间孔变小狭窄。颈椎CT或MR可较清晰地显示神经根与周围解剖结构的关系,可为诊断与鉴别诊断提供重要依据。肌电图检查有助于确定根性受损的诊断,同侧椎旁肌可出现失神经支配现象。根据以上临床表现和辅助检查,神经根型颈椎病不难诊断,但需注意与周围神经卡压综合征相鉴别。

颈椎病引起的神经根损害大多数采用非手术综合治疗即可缓解,需注意平卧时枕头不宜过高,避免颈部过伸、过屈,不宜使头位固定在某一位置,时间太久等。局部理疗、针灸等措施,颈椎牵引及用颈托支架或吊带牵引以减少颈部活动,均有助于减轻病情及促进功能恢复。药物治疗可以口服非甾体抗炎药。疼痛较重者,可用局部麻醉剂加醋酸泼尼松龙 25 mg 在压痛点局部注射。有以下情况可考虑手术治疗:①临床与放射学证据提示伴有脊髓病变;②经适当地综合治疗疼痛不缓解;③受损神经根支配的肌群呈进行性无力。

(3)胸廓出口综合征:是指一组臂丛和锁骨下血管在由第一肋骨所形成的胸腔出口处遭受压迫所致的综合征,是臂丛神经受卡压的常见原因。在此部位可能产生致压作用的既有骨性的,如颈肋、第 1 肋;也有软组织性的,如前斜角肌、中斜角肌、锁骨下肌以及连接颈肋和第 1 肋的纤维束带等。主要表现为患侧颈肩部疼痛不适,由于臂丛下干受压出现尺神经分布区麻木、疼痛,并向前臂及手部尺侧放射,小鱼际肌及骨间肌萎缩或瘫痪,有时累及正中神经可致动作失调,持物易落等,当同时伴锁骨下动脉受压时,可出现肢体怕冷、发凉,上举时苍白,脉细触摸不到等表现。检查发现患侧锁骨上区饱满,可触及前斜角肌紧张。存在颈肋时锁骨上窝可消失,触之有隆起感,并出现压痛及放射痛。过度外展试验阳性。但此征必须注意与颈椎疾病相鉴别。

7.肋间神经痛

肋间神经痛是肋间神经支配区的疼痛。原发性者罕见,继发性者可见于邻近组织感染(如胸椎结核、胸膜炎、肺炎)、外伤、肿瘤(如肺癌、纵隔肿瘤、脊髓肿瘤)、胸椎退行性病变、肋骨骨折等。带状疱疹病毒感染也是常见原因。临床特点:①由后向前沿一个或多个肋间呈半环形的放射性疼痛;②呼吸、咳嗽、喷嚏、哈欠或脊柱活动时疼痛加剧;③相应肋骨边缘压痛;④局部皮肤感觉减退或过敏。水疱带状疱疹病毒引起者发病数天内在患处出现带状疱疹。胸部与胸椎影像学检查、腰穿检查可提示继发性肋间神经痛的部分病因。

治疗原则如下。①病因治疗：继发于带状疱疹者给予抗病毒治疗，如用阿昔洛韦 $5\sim10$ mg/kg 静脉滴注，8 小时 1 次；肿瘤、骨折等病因者按其治疗原则行手术、化学药物治疗及放射治疗。②镇静止痛：可用地西泮类药物、布洛芬、双氯芬酸、曲马朵等药物。③B 族维生素与血管扩张药物，如维生素 B_1、维生素 B_{12}、烟酸、地巴唑。④理疗：可改善局部血液循环，促进病变组织恢复，但结核和肿瘤病患者不宜使用。⑤局部麻醉药行相应神经的封闭治疗。

8.股外侧皮神经病

股外侧皮神经病也称为感觉异常性股痛，是临床最常见的皮神经炎。股外侧皮神经由 $L_2\sim L_3$ 脊神经后根组成，是纯感觉神经，分布于股前外侧皮肤。

股外侧皮神经病的主要病因是受压与外伤，长期系用硬质腰带或盆腔肿瘤、妊娠子宫等均是可能的因素。其他，如感染、糖尿病、乙醇及药物中毒、动脉硬化等也是常见病因。临床表现：本病男性多于女性，起病可急可缓，多为单侧；大腿前外侧面皮肤感觉异常，包括麻木、针刺样疼痛、烧灼感，可有局部感觉过敏。行走、站立症状加重；查体可有髂前上棘内侧或其下方的压痛点，股外侧皮肤可有限局性感觉减退或缺失。对症状持续者应结合其他专业的检查及盆腔 X 线检查，以明确病因。

治疗除针对病因外，可给予口服 B 族维生素，也可给予止痛药物。局部理疗、封闭也有疗效。疼痛严重者可手术切开压迫神经的阔筋膜或腹股沟韧带。

9.坐骨神经痛

坐骨神经痛是沿着坐骨神经通路及其分布区域内以疼痛为主的综合征。坐骨神经是人体中最长的神经，由 $L_4\sim S_3$ 的脊神经前支组成，在腘窝上角附近分为胫神经和腓总神经，支配大腿后侧和小腿肌群，并传递小腿与足部的皮肤感觉。

坐骨神经痛有原发性和继发性两类，原发性坐骨神经痛也称为坐骨神经炎，为感染或中毒等原因损害坐骨神经引起。继发性者临床更为多见，是因坐骨神经通路受病变的压迫或刺激所致。根据发病部位可分为根性、丛性和干性。根性坐骨神经痛病变主要在椎管内以及脊椎，如腰椎间盘突出、椎管内肿瘤、脊椎骨结核与骨肿瘤，腰椎黄韧带肥厚、粘连性脊髓蛛网膜炎等；丛性、干性坐骨神经痛的病变主要在椎管外，常为腰骶神经丛及神经干邻近组织病变，如骶髂关节炎、盆腔疾病(肿瘤、子宫附件炎)、妊娠子宫压迫、臀部药物注射位置不当以及梨状肌病变造成的坐骨神经卡压等。

临床表现：①青壮年男性多见，急性或亚急性起病。②沿坐骨神经走行区的疼痛，自腰部、臀部向大腿后侧、小腿后外侧和足部放射，呈持续性钝痛并阵发性加剧，也有呈刀割样或烧灼样疼痛者，夜间疼痛加剧。③患者为减轻疼痛，常采取特殊姿势：卧位时卧向健侧，患侧下肢屈曲；平卧位欲坐起时先使患侧下肢屈曲；坐下时以健侧臀部着力；站立时腰部屈曲，患侧屈髋屈膝，足尖着地；俯身拾物时，先屈曲患侧膝关节。以上动作均是为避免坐骨神经受牵拉而诱发疼痛加重所采取的强迫姿势。④直腿抬高试验阳性。⑤根性坐骨神经痛以腰骶部疼痛明显，在咳嗽、喷嚏和排便用力等产生 Valsalva 动作的状态时疼痛加重。在 L_4、L_5 棘突旁有明显压痛，于坐骨神经干走行区的臀点、股后点、腓点及踝点可有轻压痛；丛性坐骨神经痛以骶部疼痛明显，疼痛除沿坐骨神经放射，还可放射至股前及会阴部，于坐骨神经干走行区各点压痛明显；干性坐骨神经痛以臀部以下疼痛为特点，沿坐骨神经干走行区各点压痛明显。⑥神经系统检查可有轻微体征，如患侧臀肌松弛、小腿轻度肌萎缩，踝反射减弱或消失。小腿外侧与足背外侧可有轻微感觉减退。辅助检查的主要目的是寻找病因，包括腰骶部 X 线、腰部脊柱CT、MRI 等影像学检查；脑脊液常规、生化及动力学检查；肌电图与神经传导速度测定等。

坐骨神经痛的诊断根据疼痛的分布区域、加重的诱因、减痛的姿势、压痛部位、直腿抬高试验阳性及踝反射改变一般无困难，同时应注意区分是神经根还是神经干受损。诊断中的重点是明确病因，应详细询问病史，全面进行体格检查，注意体内是否存在感染病灶，重点检查脊柱、骶髂关节、髋关节及盆腔内组织的情况，针对性地进行有关辅助检查。鉴别诊断主要区别局部软组织病变引起的腰、臀及下肢疼痛，如腰肌劳损、急性肌纤维组织炎、髋关节病变引起的局部疼痛。

治疗首先应针对病因。如局部占位病变者，应尽早手术治疗。结核感染患者需抗结核治疗，引起腰椎间盘突出者大多数经非手术治疗可获缓解。对症处理包括：①卧硬板床休息；②应用消炎止痛药物，如布洛芬；③B族维生素；④局部封闭；⑤局部理疗可用于肺结核、肿瘤的患者；⑥在无禁忌的前提下可短期口服或静脉应用糖皮质激素治疗。

二、多发性神经病

(一)定义

多发性神经病曾称作末梢神经炎，是由不同病因引起的，以四肢末端对称性感觉、运动和自主神经功能障碍为主要表现的临床综合征。

(二)病因与病理

引起本病的病因都是全身性的。

1.代谢障碍与营养缺乏

糖尿病、尿毒症、血卟啉病、淀粉样变性等疾病由于代谢产物在体内的异常蓄积或神经滋养血管受损均可引起神经功能障碍；妊娠、慢性胃肠道疾病或胃肠切除术后，长期酗酒、营养不良等均可因维持神经功能所需的营养物质缺乏而致病。

2.各类毒物中毒

(1)药物：呋喃唑酮、呋喃西林、异烟肼、乙胺丁醇、甲硝唑、氯霉素、链霉素、胺碘酮、甲巯咪唑、丙米嗪、长春新碱、顺铂等。

(2)工业毒物：丙烯酰胺、四氯化碳、三氯乙烯、二硫化碳、正己烷、有机磷和有机氯农药、砷制剂、菊酯类农药等。

(3)重金属：铅、汞、铊、铂、锑等。

(4)生物毒素：白喉、伤寒、钩端螺旋体病、布氏杆菌病等。

3.遗传性疾病

遗传性疾病有遗传性运动感觉性神经病（HMSN）、遗传性共济失调性多发性神经病（Refsum 病）、遗传性淀粉样变性神经病、异染色性脑白质营养不良等。

4.结缔组织病

结缔组织病有在系统性红斑狼疮、结节性多动脉炎、类风湿性关节炎、硬皮病和结节病，多发性神经病是疾病表现的组成部分，多因血管炎而致病。

5.其他

恶性肿瘤、麻风病、莱姆病与 POEMS 综合征等出现多发性神经病的机制与致病因子引起自身免疫反应有关。

病理改变无病因特异性，主要为轴突变性与节段性脱髓鞘，以轴突变性更为多见。通常轴突变性从远端开始，向近端发展，即逆死或称为远端轴突病。

(三)临床表现

多发性神经病可发生于任何年龄。由于病因不同，起病可表现为急性和慢性过程，部分患者呈缓解-复发的病程。常在数周至数月达到高峰。主要症状、体征如下。

1.感觉障碍

感觉障碍为肢体远端对称性感觉异常和深浅感觉缺失,呈手套袜子形分布。感觉异常可表现为刺痛、灼痛、蚁行感、麻木感等,常有感觉过敏。

2.运动障碍

肢体远端不同程度肌力减弱,呈对称性分布,肌张力减低。病程长者可有肌肉萎缩,常发生于骨间肌、蚓状肌、鱼际肌和小鱼际肌、胫前肌和腓骨肌。可有垂腕、垂足和跨阈步态。

3.腱反射减低或消失

以踝反射明显且较膝反射减低出现更早。上肢的桡骨膜、肱二头肌、肱三头肌反射也可减低或消失。

4.自主神经功能障碍

肢体远端皮肤变薄、干燥、苍白或发绀,皮温低。

由于病因不同,临床表现也略有不同,后面将分述部分常见的多发性神经病。

(四)辅助检查

1.电生理检查

肌电图与神经传导速度测定可鉴别神经源性损害与肌源性损害,鉴别轴突病变与节段性脱髓鞘,也可用于疗效观察及随访。轴突变性主要表现为运动诱发波幅的降低和失神经支配肌电图表现,脱髓鞘则主要表现神经传导速度减慢。

2.血生化检测

重点注意检查血糖、尿素氮、肌酐、T_3、T_4、维生素 B_{12} 等代谢物质及激素水平。可疑毒物中毒者需做相应的毒理学测定。

3.免疫检查

对疑有自身免疫性疾病者可做自身抗体系列检查,疑有生物性致病因子感染者,应做病原体或相应抗体测定。

4.脑脊液常规与生化检查

检查结果显示大多正常,偶有蛋白增高。

5.神经活组织检查

疑为遗传性疾病者可行周围神经活组织检查,可提供重要的诊断证据。

(五)诊断与鉴别诊断

根据四肢远端对称性运动、感觉和自主神经功能障碍可诊断。但应进一步寻找病因,这主要依靠详细的病史、病程特点、伴随症状和辅助检查结果。亚急性联合变性的发病早期表现与本病相似,应注意鉴别。该病的早期症状为四肢末端对称性感觉异常,如刺痛、麻木、烧灼感,感觉减退呈手套袜子形分布,随病情进展逐渐出现双下肢软弱无力,步态不稳,双手动作笨拙等。早期巴宾斯基征可为阴性,随病情进展转为阳性。深感觉性共济失调是其临床特点之一。肌张力增高、腱反射亢进、锥体束征阳性及深感觉性共济失调是区别于多发性神经病的主要鉴别点。

(六)治疗

1.病因治疗

(1)中毒性多发性神经病治疗原则:应尽快停止与毒物的接触,补液、应用解毒剂,促进体内毒物的清除;药物引起者应停药,异烟肼引起者如神经病变不重,可在应用大量维生素 B_6 治疗时继续使用。重金属砷中毒可应用二巯丙醇 3 mg/kg,肌内注射,4～6 小时 1 次,2～3 天后改为2 次/天,连用 10 天;铅中毒用二巯丁二钠 1 g/d,加入 5% 葡萄糖液 500 mL 静脉滴注,5～7 天为 1 个疗程,可重复 2～3 个疗程;也可用依地酸钙钠 1 g/d,稀释后静脉滴注,3～4 天为 1 个疗程,停 2～4 天后重复应用,一般可用 3～4 个疗程。

(2)营养缺乏与代谢性多发性神经病治疗原则:积极治疗原发病,糖尿病应严格控制血糖;尿毒症可血液透析或肾移植;黏液性水肿用甲状腺素有效;肿瘤所致者可用手术、化疗、放射治疗等手段治疗;麻风性神经病可用砜类药物治疗;与自身免疫性疾病相关者需采用激素、免疫球蛋白治疗或血浆置换疗法。

2.药物治疗

(1)糖皮质激素:泼尼松 10 mg,3 次/天口服;地塞米松 0.75 mg,3 次/天口服,7～14 天后逐渐减量,1 个月为 1 个疗程。重症病例也可用地塞米松 10～20 mg/d,静脉滴注,连续 2～3 周后改为口服。

(2)B 族维生素药物及其他营养神经药物:补充水溶性维生素如维生素 B_1、甲钴胺或氰钴胺、维生素 B_6,适用于 B 族维生素缺乏及大部分原因引起的周围神经病,重症病例可合用辅酶 A、ATP 及神经生长因子等。

3.一般治疗

急性期应卧床休息;加强营养,调节饮食,多摄入富含维生素的蔬菜、水果、奶类、豆制品等;疼痛明显者可用各种止痛剂,严重者可用卡马西平或苯妥英钠;对重症患者须加强护理,四肢瘫痪的患者应定期翻身,维持肢体的功能位,预防瘫痪肢体的挛缩和畸形;恢复期可增加理疗、康复训练及针灸等综合治疗手段。

(七)几种常见多发性神经病的临床表现

1.糖尿病性周围神经病(DNP)

糖尿病性周围神经病是糖尿病的代谢障碍导致的周围神经病,此组病变是糖尿病最常见和最复杂的并发症。超过50％的糖尿病患者有糖尿病神经病变,最常见的是慢性感觉运动性的对称性DNP和糖尿病自主神经病变。以下主要介绍慢性感觉运动性的对称性糖尿病周围神经病变。

(1)临床分类:美国糖尿病学会(ADA)推荐将糖尿病神经病变分为以下几类。

1)全身对称性多发神经病变。①急性感觉性神经病变:少见,主要见于急性并发症(如酮症酸中毒)或血糖急剧波动时,在胰岛素治疗时因血糖变化过大引起的特殊情况称为胰岛素性神经病变。急性感觉性神经病变的特点是症状严重,但往往无阳性的客观检查指标和体征。②慢性感觉运动性DNP:是糖尿病神经病变最常见类型。常见症状有烧灼样疼痛、电击或刀刺疼、麻木、感觉过敏和深部肌肉痛等,以下肢多见,夜间加剧。

2)局灶或多局灶神经病变:或称为单神经病变,主要累及正中神经、尺神经、桡神经和第Ⅲ、第Ⅳ、第Ⅵ和等Ⅶ对脑神经。病因为微小血管梗死,大多数会在数月后自愈。

3)糖尿病自主神经病变:常见症状有静息时心动过速、运动耐受降低、直立性低血压、性功能低下、低血糖时缺乏自主神经反应等,有较高的致死率。

(2)病因及发病机制如下。①微血管病变学说:血糖过高及代谢障碍可能导致神经小动脉内膜及毛细血管基底膜增厚,血管内皮细胞增生。管壁内脂肪和多糖类沉积使管腔狭窄,血液黏滞度增高使血管易被纤维蛋白与血小板聚集堵塞,引起神经纤维缺血、营养障碍及神经变性等。②生化和代谢异常学说:a.糖尿病患者体内持续高血糖抑制钠依赖性肌醇转运,使神经组织磷脂酰肌醇和神经磷酸肌醇代谢紊乱,磷酸肌醇减少,Na^+-K^+-ATP酶活性降低,引起轴索变性,运动神经传导速度减慢;b.在胰岛素不足的情况下,葡萄糖在醛糖还原酶作用下转化为山梨醇和果糖,神经组织内山梨醇、果糖含量增高和大量沉积,使细胞内渗透压增高,导致神经节段性脱髓鞘;c.施万细胞髓鞘蛋白合成障碍,轴索内逆向转运减少导致周围神经远端轴索变性。

(3)临床表现:本病表现为感觉、运动、自主神经功能障碍,通常感觉障碍较突出,如出现四肢末端自发性疼痛呈隐痛、刺痛、灼痛,可伴有麻木、蚁行感,夜间症状更重,影响睡眠。症状以下肢更多见,也可出现肢体远端对称性感觉消失、营养不良性足跖溃疡、沙尔科关节,肢体无力通常较轻。查体可有手套袜套样痛觉障碍,部分患者振动觉与关节位置觉消失。瞳孔和泪腺功能异常,瞳孔缩小及光反射减弱,瞳孔光反射潜伏期延长可作为糖尿病性自主神经病的早期诊断指标。发汗和血管反射异常,常见腰部以下少汗或无汗,足底皮肤干燥无汗,头部、躯干上部大汗淋漓,可出现胃肠蠕动减慢、恶心、呕吐、尿便失禁,以及阳痿、弛缓性膀胱,逼尿肌无力和残余尿增多易导致尿路感染。50%慢性 DNP 患者无症状,10%～20%的患者存在轻微的症状。诊断 DNP 不能单凭一个简单的症状、体征,至少需要两项不正常表现(症状、体征、神经传导异常、感觉和自主神经的定量检查异常)。

(4)治疗方法:包括控制血糖、病因治疗及疼痛治疗。

1)控制血糖:用胰岛素严格控制血糖可以延迟发生糖尿病神经病变,但过量应用胰岛素可引起反复低血糖及痛性神经病。近年来研究发现,长期慢性高血糖的患者,当血糖戏剧性下降且伴有糖化血红蛋白突然降低时,患者会出现糖尿病神经病变,或原有症状加重,应该寻找最佳的血糖控制速度,在合理的时间窗内以适当的速度降低糖化血红蛋白。

2)病因治疗。①营养神经药物:甲钴胺是蛋氨酸合成酶辅酶,促进细胞内核酸、蛋白和脂质的合成,从而修复受损的神经组织,并促进髓鞘形成和轴突再生,临床证实可改善 DNP 的症状。轻者可口服,每次 500 mg,3 次/天;重者肌内注射,500 μg/d,两周或更长为 1 个疗程。神经节苷脂是神经细胞膜正常组分,40 mg 肌内注射,每周注射 5 天,共 6 周。②改善神经血液微循环药物:前列腺素 E_1 及其类似物可增加神经内膜血流,如前列地尔 10 μg 静脉注射,2 次/天,10 天为 1 个疗程。血管紧张素转换酶抑制剂和钙通道阻滞剂等可增加神经血流量及神经内毛细血管密度,改善神经缺血、缺氧。阿司匹林、噻氯匹定等具有抗血小板聚集及血管扩张作用。③抗氧化药物:α-硫辛酸可增加周围神经血流量,改善血供;清除自由基,减少自由基对神经损伤;减少山梨醇,避免神经纤维水肿、坏死;促进神经元生长,减少神经功能病变。④中药:很多具有抗凝、扩血管、降低血小板黏附性作用的活血化瘀类中药,如川芎嗪、复方丹参、葛根素、刺五加等。

3)疼痛治疗。①抗惊厥药物:主要有苯妥英和卡马西平,但疗效不理想。目前广泛应用的是加巴喷丁,需注意不良反应的发生。拉莫三嗪是谷氨酸受体阻滞剂,起始剂量为 25 mg/d,逐渐加至最大维持剂量 400 mg/d,可有效改善 DNP 的症状,且不良反应少,安全性好。②三环类抗抑郁药:如丙米嗪、阿米替林通常有效,常规剂量 50～150 mg/d,但可加重直立性低血压;5-羟色胺再摄取抑制剂舍曲林、氟西汀等耐受性较好。

预防糖尿病性神经病并发症糖尿病足给予足部护理,感觉缺失的患者应注意保护,以防发生足部无痛性溃疡。

2.尿毒症性多发性神经病

尿毒症性多发性神经病是慢性肾衰竭最常见并发症。病因尚不清楚,可能与甲基胍嘧啶、肌醇等毒素聚集有关。表现为无痛性、进展性和对称性感觉运动麻痹,通常先累及下肢,然后累及上肢。有些患者最初出现足部烧灼样感觉障碍或下肢蚁走感、瘙痒感,症状在夜间加重,活动时减轻,颇似不安腿综合征。病情继续进展则出现双下肢麻木、感觉缺失、肌力减弱,严重者可有四肢远端肌肉萎缩。神经病变通常在数月内缓慢进展,偶可为亚急性。经长期血液透析后,神经病变的症状和体征可趋于稳定,但仍有少数患者病情进展加快。患者成功接受肾脏移植后,通常经 6～12 个月周围神经功能可望得到完全恢复。

3.营养缺乏性多发性神经病

消化系统疾病引起的吸收功能障碍、长期酗酒、剧烈的妊娠呕吐、慢性消耗性疾病、甲状腺功能亢进症等导致营养缺乏,主要是维生素 B_1 的缺乏。表现为两腿沉重感、腓肠肌压痛或痛性痉挛。可有双足踝部刺痛、灼痛及蚁行感,呈袜套样改变。病情进展可出现小腿肌肉无力,表现为垂足,行走时呈跨阈步态。腱反射早期亢进,后期减弱或消失。

乙醇营养障碍性神经病是长期大量酗酒导致营养障碍,引起慢性对称性感觉运动性多发性神经病。与 B 族维生素尤其是维生素 B_1 的缺乏有关。慢性乙醇中毒患者起病缓慢,症状及体征下肢较上肢重,以感觉障碍为主,深感觉常常受累,表现为双足踝部灼痛、刺痛及蚁行感,呈袜套样改变,部分病例腓肠肌压痛较明显,下肢位置觉、振动觉减退或消失,出现走路踩棉花感和共济失调等。传导深感觉的神经纤维对慢性乙醇毒性较敏感,其受累引起的振动觉的改变可出现在没有临床症状的长期饮酒的人群中。运动神经受累较晚,表现为下肢末端无力,腱反射减弱或消失,跟腱反射改变比膝反射早,病变严重者可有肌萎缩。偶有病例出现脑神经受损,如动眼、外展及前庭神经损害,也可有自主神经调节功能异常。电生理检查,运动神经传导速度(MCV)、感觉神经传导速度(SCV)可有不同程度减慢。本病应于戒酒同时补充大剂量 B 族维生素,症状及体征可有缓解。

4.呋喃类药物中毒

常见的呋喃类药物有呋喃唑酮、呋喃妥因等。肾功能障碍者可因血药浓度增高而发病。症状常在用药后 5～14 天出现,首先表现为肢体远端感觉异常、感觉减退和肢端疼痛。肢端皮肤多汗,可有色素沉着。肌肉无力与肌萎缩相对轻微。应用此类药物时应密切观察周围神经症状。尤应注意不可超过正常剂量及长时间使用此类药物。

5.异烟肼中毒

本病多发生于长期服用异烟肼的患者。临床表现以双下肢远端感觉异常和感觉缺失为主,可有肌力减弱与腱反射消失。其发病机制与异烟肼干扰维生素 B_6 的正常代谢有关。病情严重者应停药,服用维生素 B_6。异烟肼引起者如神经病变不重,可在应用维生素 B_6 治疗时继续服用异烟肼。

6.正己烷中毒性周围神经病

正己烷是一种常用工业有机溶剂,用于工业粘胶配制、油脂萃取、制鞋等多个行业。作业人员长期接触低浓度正己烷且缺乏有效地防护可诱发正己烷中毒性周围神经病。其发病机制可能与轴索骨架蛋白、能量代谢障碍以及神经生长因子信号转导通路等有关。

本病潜伏期 8 个月,接触程度高时潜伏期较短。前驱症状有头痛、头昏、食欲缺乏、体重减轻等,然后四肢远端缓慢出现上行性的感觉障碍和运动障碍,表现为四肢末端麻木、触电样、蚁走样或"胀大变厚"感,肢体远端痛、触觉减弱或消失、音叉振动觉减弱或消失。多数病例出现肌腱反射减弱或消失,跟腱反射异常出现最早。肌力减退多见于下肢,患者行走呈跨阈步态。可以出现肌萎缩,以鱼际肌和掌骨间肌萎缩最常见,部分患者伴小腿及前臂肌群萎缩。可伴有自主神经功能障碍,如心率增快和手足湿冷等。偶有病例出现眼底异常和视力障碍。神经肌电图检查即可显示神经源性损害,潜伏期减慢、波幅下降、MCV 及 SCV 减慢,可呈典型失神经支配现象,表明损伤主要在轴索。病理检查也发现损害以轴索肿胀和轴索变性为特征。

正己烷在体内主要代谢产物之一为 2,5-己二酮,其尿中浓度只反映人体近期接触正己烷的程度,不能作为慢性正己烷中毒的诊断依据。慢性正己烷中毒的诊断应结合接触史、临床表现和神经肌电图结果。治疗应用 B 族维生素、神经生长因子,辅以理疗和四肢运动功能锻炼等,多数患者可以痊愈。部分病例脱离接触后 3～4 个月内病情仍继续恶化,然后进入恢复。该病病程长达数月或 1 年以上。

7.POEMS 综合征

POEMS 综合征是一组以多发性周围神经病和单克隆浆细胞增生为主要表现的临床综合征。病名由 5 种常见临床表现的英文字头组成,即多发性神经病、脏器肿大、内分泌病、M 蛋白和皮肤损害。多中年以后起病,男性较多见。起病隐袭、进展慢。依照症状、体征出现频率可有下列表现。

(1)慢性进行性感觉运动性多神经病,脑脊液蛋白含量增高。

(2)皮肤改变:因色素沉着变黑,并有皮肤增厚与多毛。

(3)内分泌改变:男性出现阳痿、女性化乳房,女性出现闭经、痛性乳房增大和溢乳,可合并糖尿病。

(4)内脏肿大:肝脾大、周围淋巴结肿大。

(5)水肿:视盘水肿;胸腔积液、腹水、下肢指凹性水肿。

(6)异常球蛋白血症:血清蛋白电泳出现 M 蛋白,尿检可有本-周蛋白。

(7)骨骼改变:可在脊柱、骨盆、肋骨及肢体近端发现骨硬化性改变,为本病影像学特征,也可有溶骨性病变,骨髓检查可见浆细胞增多或骨髓瘤。

(8)低热、多汗、杵状指。

治疗用皮质激素、免疫抑制剂,近期对水肿、内脏肿大、内分泌改变等效果较好,但周围神经损害改善不明显,骨髓瘤的化疗＋放射治疗(简称放疗)、手术切除,各症状可有所改善。

第四节　吉兰-巴雷综合征

吉兰-巴雷综合征(GBS)是一种由多种因素诱发,通过免疫介导而引起的自身免疫性脱髓鞘性周围神经病,原称格林-巴利综合征。1916 年,Guillain、Barré、Strohl 报道了 2 例急性瘫痪的士兵,表现运动障碍、腱反射消失、肌肉压痛、感觉异常,无客观感觉障碍,并首次提出该病会出现脑脊液蛋白-细胞分离现象,经病理检查发现与 1859 年 Landry 报道的"急性上升性瘫痪"的病理改变非常相似。因此,被称为兰兑-吉兰-巴雷-斯特尔综合征。

急性炎性脱髓鞘性多发性神经病(AIDP)是最早被认识的经典 GBS,也是当今世界多数国家最常见的一种类型,又称急性炎性脱髓鞘性多发性神经根神经炎、急性感染性多发性神经根神经炎、急性感染性多发性神经病、急性特发性多发性神经根神经炎、急性炎性多发性神经根炎。病理特点是周围神经炎症细胞浸润、节段性脱髓鞘。临床主要表现为对称性弛缓性四肢瘫痪,可累及呼吸肌致呼吸肌麻痹而危及生命;脑脊液呈蛋白-细胞分离现象等。

该病在世界各地均有发病,其发病率在多数国家是0.4/10万～2.0/10万。1984年,我国21省农村24万人口调查中,GBS的年发病率为0.8/10万。1993年,北京郊区两县98万人口采用设立监测点进行前瞻性监测,其年发病率为1.4/10万。多数学者报道GBS发病无季节倾向,但我国河北省石家庄地区多发生于夏、秋季,并有数年1次流行趋势,或出现丛集发病。

一、病因

(一)感染因素

流行病学资料提示发病前的前驱非特异性感染,是促发GBS的重要因素。如 Hutwitz(1983)报道1034例GBS,约有70%的患者在发病前8周内有前驱感染因素,其中呼吸道感染占58%,胃肠道感染占22%,二者同时感染占10%。前驱感染的主要病原体:①空肠弯曲菌(CJ)。Rhodes(1982)首先注意到GBS与CJ感染有关。Hughes(1997)提出CJ感染常与急性运动轴索性神经病有关。在我国和日本,42%～76%的GBS患者血清中CJ特异性抗＋体增高。CJ是革兰性微需氧弯曲菌,是引起人类腹泻的常见致病菌之一,感染潜伏期为24～72小时,腹泻开始为水样便,以后出现脓血便,高峰期为24～48小时,1周左右恢复。GBS患者常在腹泻停止后发病。②巨细胞病毒(CMV)是欧洲和北美洲地区GBS的主要前驱感染病原体。研究证明CMV感染与严重感觉型GBS有关,发病症状严重,常出现呼吸肌麻痹,脑神经及感觉神经受累多见。③其他病毒。如E-B病毒(EBV)、肺炎支原体(MP)、乙型肝炎病毒(HBV)、带状疱疹病毒(VZV)、单纯疱疹病毒(HHV)、麻疹病毒、流行性感冒病毒、腮腺炎病毒、柯萨奇病毒、甲型肝炎病毒等。新近研究又发现屡有流感嗜血杆菌、幽门螺杆菌等感染与GBS发病有关。还有人类免疫缺陷病毒(HIV)与GBS的关系也越来越受到关注。但是,研究发现人群中经历过相同病原体前驱感染,仅有少数人发生GBS,又如流行病学调查发现,许多人即使感染了CJ也不患GBS,提示感染因素不是唯一的病因,可能还与存在遗传易感性个体差异有关。

(二)遗传因素

目前认为GBS的发生是具有某种易感基因的人群感染后引起的自身免疫

性疾病。国外学者报道 GBS 与人类白细胞抗原（HLA）基因分型（如 *HLA-DR3*、*DR2*、*DQBI*、*B35*）相关联；李春岩等对 31 例艾滋病、33 例急性运动轴索型神经病（AMAN）患者易感性与 *HLA-A*、*HLA-B* 基因分型关系的研究，发现 *HLA-A33* 与 AIDP 易患性相关联；*HLA-B15*、*B35* 与 AMAN 易患性相关联；郭力等发现 *HLA-DR16* 和 *DQ5* 与 GBS 易患性相关，而且不同 GBS 亚型 *HLA* 等位基因分布不同。还发现在 GBS 患者携带 *TNF2* 等位基因频率、*TNF1/2* 和 *TNF2/2* 的基因频率都显著高于健康对照组，说明携带 *TNF2* 等位基因的个体较不携带者发生 GBS 的危险性增加，编码 *TAFa* 基因位于人类 6 号染色体短臂上（6p21区），HLA-Ⅲ类基因区内，因 *TAFa* 基因多个位点具有多态性，转录起始位点为上游第 308 位，故提示 *TAFa* 基因启动子-308G-A 的多态性与 GBS 的遗传易感性相关。所以，患者遗传素质可能决定个体对 GBS 的易感性。

（三）其他因素

有报道患者发病前有疫苗接种史、外伤史、手术史等，还有人报道因其他疾病用免疫抑制剂治疗发生 GBS；也有患有其他自身免疫性疾病者合并 GBS 的报道。

二、临床表现

半数以上的患者在发病前数天或数周曾有感染史，以上呼吸道及胃肠道感染较为常见，或有其他病毒感染性疾病发生，或有疫苗接种史、手术史等。多以急性或亚急性起病。一年四季均可发病，但以夏秋季（6～10 月约占 75.4％）为多发；男女均可发病，男女之比 1.4∶1；任何年龄均可发病，但以 30 岁以下者最多。国内报道儿童和青少年为 GBS 发病的两个高峰。

（一）症状与体征

1.运动障碍

首发症状常为双下肢无力，从远端开始逐渐向上发展，四肢呈对称性弛缓性瘫痪，下肢重于上肢，近端重于远端，亦有远端重于近端者。轻者尚可行走，重者四肢完全性瘫痪，肌张力低，腱反射减弱或消失，部分患者有轻度肌萎缩。长期卧床可出现失用性肌萎缩。GBS 患者呈单相病程，发病 4 周后肌力开始恢复，一般无复发-缓解。急性重症患者对称性肢体无力，在数天内从下肢上升至躯干、上肢或累及支配肋间及膈肌的神经，导致呼吸肌麻痹，称为 Landry 上升性麻痹，表现除四肢弛缓性瘫痪外，有呼吸困难、说话声音低、咳嗽无力、缺氧、发绀，严重者可因完全性呼吸肌麻痹，而丧失自主呼吸。

2.脑神经损害

舌咽-迷走神经受损较为常见,表现吞咽困难、饮水呛咳、构音障碍、咽反射减弱或消失等;其次是面神经受损,表现为周围性面瘫;动眼神经亦可受累,表现眼球运动受限;三叉神经受累,表现为张口困难及面部感觉减退。总的来说,单发脑神经受损较少,多与脊神经同时受累。

3.感觉障碍

发病后多有肢体感觉异常,如麻木、蚁行感、烧灼感、针刺感及不适感等。客观感觉障碍不明显,或有轻微的手套样、袜套样四肢末端感觉障碍,少数人有位置觉障碍及感觉性共济失调。常有 Lasègue 征阳性及腓肠肌压痛。

4.自主神经障碍

皮肤潮红或苍白,多汗,四肢末梢发凉,血压升高或降低,心动过速或过缓,尿潴留或尿失禁等。

5.其他

少数患者有精神症状,或有头疼、呕吐、视盘水肿,或一过性下肢病理征,或有脑膜刺激征等。

(二)GBS 变异型

1.急性运动轴索型神经病(AMAN)

免疫损伤主要的靶位是脊髓前根和运动神经纤维的轴索,导致轴索损伤,或免疫复合物结合导致轴索功能阻滞,病变多集中于周围神经近段或末梢,髓鞘相对完整无损,无明显的炎症细胞浸润,多伴有血清抗神经节苷脂 GM1、GM1b、GD1a 或 Ga1Nac-CD1a 抗体滴度增高。

AMAN 的病因及发病机制不清,目前认为与 CJ 感染有关。据报道 GBS 发病前 CJ 感染率美国为 4%、英国为 26%、日本为 41%、中国为 51% 或 66%。病变以侵犯神经远端为主,临床表现主要为肢体瘫痪,无感觉障碍症状,病情严重者发病后迅速出现四肢瘫痪,伴有呼吸肌受累。早期出现肌萎缩者,预后相对不好。年轻患者神经功能恢复较好。本型流行病学特点是儿童多见,夏秋季多见,农村多见。

2.急性运动感觉性轴索型神经病(AMSAN)

其也称暴发轴索型 GBS。免疫损伤主要的靶位在轴索,但同时波及脊髓前根和背根,以及运动和感觉纤维。临床表现病情大多严重,恢复缓慢,预后较差。患者常有血清抗 GM1、GM1b 或 GD1a 抗体滴度增高。此型不常见,占 GBS 的 10% 以下。

3.Miller-Fisher 综合征(MFS)

MFS 简称 Fisher 综合征。此型约占 5%,以急性或亚急性发病。临床表现以眼肌麻痹、共济失调和腱反射消失三联征为特点,无肢体瘫,若伴有肢体肌力减低也极轻微。部分电生理显示受累神经同时存在髓鞘脱失、炎症细胞浸润和轴索传导阻滞,患者常有血清抗 GQ1b 抗体滴度增高。MFS 呈单相性病程,病后 2~3 周或数月内大多数患者可自愈。

4.复发型急性炎性脱髓鞘性多发性神经根神经病

复发型急性炎性脱髓鞘性多发性神经根神经病是 AIDP 患者数周至数年后再次复发,5%~9% 的 AIDP 患者有 1 次以上的复发。复发后治疗仍有效。但恢复不如第一次完全,有少数复发患者呈慢性波动性进展病程,变成慢性型 GBS。

5.纯感觉型吉兰-巴雷综合征

表现为四肢对称性感觉障碍和疼痛,感觉性共济失调,伴有肢体无力,电生理检查符合脱髓鞘性周围神经病,病后 5~14 个月肌无力恢复良好。

6.多数脑神经型吉兰-巴雷综合征

多数脑神经型吉兰-巴雷综合征是 GBS 伴多数运动性脑神经受累。

7.全自主神经功能不全型吉兰-巴雷综合征

全自主神经功能不全型吉兰-巴雷综合征是以急性或亚急性发作的单纯全自主神经系统功能失调综合征,病前有感染史。表现为全身无汗、口干、皮肤干燥、便秘、排尿困难、直立性低血压、阳痿等,无感觉障碍和瘫痪。病程呈单相性,预后良好。

三、辅助检查

(一)脑脊液检查

1.蛋白细胞分离

病初期蛋白含量与细胞数均无明显变化,1 周后蛋白含量开始增高,病后 4~6 周达高峰,最高可达 10 g/L,一般为 1~5 g/L。蛋白含量高低与病情不呈平行关系。在疾病过程中,细胞数多为正常,有少数可轻度增高,表现蛋白-细胞分离现象。

2.免疫球蛋白含量升高

脑脊液中 IgG、IgM、IgA 含量明显升高,可出现寡克隆 IgG 带,阳性率在 70% 以上。

(二)血液检查

1.血常规

白细胞多数正常,部分患者中等多核白细胞增多,或核左移。

2.外周血

T淋巴细胞亚群异常,急性期患者抑制T细胞(Ts)减少,辅助T细胞(Th)与Ts之比(Th/Ts)升高。

3.血清免疫球蛋白含量升高

血清中IgG、Ig M、IgA等含量均明显升高。

(三)电生理检查

1.肌电图

约有80%的患者神经传导速度减慢,运动神经传导速度减慢更明显,常有神经传导潜伏期延长,F波的传导速度减慢。当临床症状消失后,神经传导速度仍可减慢,可持续几个月或更长时间。此项检查可预测患者的预后情况。

2.心电图

多数患者的心电图正常,部分患者出现ST段降低、T波低平、窦性心动过速,以及心肌劳损、传导阻滞、心房颤动等表现。

四、诊断与鉴别诊断

(一)诊断

根据如下表现,典型病例诊断并不困难:①儿童与青少年多发;②病前多有上呼吸道或胃肠道感染或疫苗接种史;③急性或亚急性起病;④表现双下肢或四肢无力,对称性弛缓性瘫痪,腱反射减弱或消失;⑤可有脑神经受损;⑥多有感觉异常;⑦脑脊液有蛋白-细胞分离现象等。

诊断标准如下。①进行性肢体力弱,基本对称,少数也可不对称,轻则下肢无力,重则四肢瘫,包括躯体瘫痪、延髓性麻痹、面肌以至眼外肌麻痹,最严重的是呼吸机麻痹。②腱反射减弱或消失,尤其是远端常消失。③起病迅速,病情呈进行性加重,常在数天至一两周达高峰,到第4周停止发展,稳定,进入恢复期。④感觉障碍主诉较多,客观检查相对较轻,可呈手套样、袜子样感觉异常或无明显感觉障碍,少数有感觉过敏,神经干压痛。⑤脑神经受损以舌咽神经、迷走神经、面神经多见,其他脑神经也可受损,但视神经、听神经几乎不受累。⑥可合并自主神经功能障碍,如心动过速、高血压、低血压、血管运动障碍、出汗多,可有一时性排尿困难等。⑦病前1～3周约半数有呼吸道、肠道感染，不明原因发热、水痘、带状疱疹、腮腺炎、支原体、疟疾等，或淋雨受凉、疲劳、创伤、手术等。⑧发病后2～4周进入恢复期，也可迁延至数月才开始恢复。⑨脑脊液检查，白细胞数常少于$10×10^6/L$，1～2周蛋白含量增高，呈蛋白-细胞分离现象，如细胞数超过$10×10^6/L$，以多核为主，则需排除其他疾病。细胞学分类以淋巴细胞、单核细胞为主，并可出现大量吞噬细胞。⑩电生理检查，病后可出现神经传导速度明显减慢，F反应近端神经干传导速度减慢。

(二)鉴别诊断

1.多发性周围神经病

(1)缓慢起病。

(2)感觉神经、运动神经、自主神经同时受累，远端重于近端。

(3)无呼吸肌麻痹。

(4)无神经根刺激征。

(5)脑脊液正常。

(6)多能查到病因，如代谢障碍、营养缺乏、药物中毒，或有重金属及化学药品接触史等。

2.低钾型周期麻痹

(1)急性起病，四肢瘫痪，近端重、远端轻，下肢重、上肢轻。

(2)有反复发作史或家族史，病前常有过饱、过劳、饮酒史。

(3)无脑神经损害，无感觉障碍。

(4)脑脊液正常。

(5)发作时可有血清钾低。

(6)心电图出现QT间期延长，ST段下移，T波低平或倒置，可出现宽大的U波或T波、U波融合等低钾样改变。

(7)补钾后症状迅速改善。

3.全身型重症肌无力

(1)四肢无力，晨轻夕重，活动后加重，休息后症状减轻。

(2)无感觉障碍。

(3)常有眼外肌受累，表现上眼睑下垂、复视等。

(4)新斯的明试验或疲劳试验阳性。

(5)肌电图重复刺激波幅减低。

(6)脑脊液正常。

4.急性脊髓炎

(1)先驱症状发热。

(2)急性起病,数小时或数天达高峰。

(3)脊髓横断性损害,有明显的节段性感觉平面,有传导束性感觉障碍,脊髓休克期后应出上单位瘫。

(4)括约肌症状明显。

(5)脑脊液多正常,或有轻度的细胞数和蛋白含量增多。

5.急性脊髓灰质炎

患者常未服或未正规服用脊髓灰质炎疫苗。

(1)起病时常有发热。

(2)急性肢体弛缓性瘫痪,多为节段性,瘫痪肢体多明显不对称。

(3)无感觉障碍,肌萎缩出现较早。

(4)脑脊液蛋白含量和细胞数均增多。

(5)肌电图呈失神经支配现象,运动神经传导速度可正常,或有波幅减低。

6.多发性肌炎

(1)常有发热、皮疹、全身不适等症状。

(2)全身肌肉广泛受累,以近端多见,表现酸疼无力。

(3)无感觉障碍。

(4)血常规白细胞计数增高、血沉快。

(5)血清肌酸激酶、醛缩酶和谷丙氨酸氨基转移酶明显增高。

(6)肌电图示肌源性改变。

(7)病理活检示肌纤维溶解断裂,炎细胞浸润,毛细血管内皮细胞增厚。

7.血卟啉病

(1)急性发作性弛缓性瘫痪。

(2)急性腹痛伴有恶心、呕吐。

(3)有光感性皮肤损害。

(4)尿呈琥珀色,暴露在日光下呈深黄色。

8.肉毒中毒

(1)有进食物史,如吃家制豆腐乳、豆瓣酱后发病,且与同食者一起发病。

(2)有眼肌麻痹、吞咽困难、呼吸肌麻痹、心动过缓等。

(3)肢体瘫痪轻。

(4)感觉无异常。

（5）脑脊液正常。

9.脊髓肿瘤

（1）起病缓慢。

（2）常有单侧神经根痛,后期可双侧持续痛。

（3）早期一般来说病侧肢体无力,后期双侧受损或出现脊髓横断性损害。

（4）腰椎穿刺椎管梗阻。

（5）脊髓 MRI 检查可显示占位性病变。

五、治疗

（一）一般治疗

由于 GBS 病因及发病机制不清,目前尚无特效治疗,但 GBS 的病程自限,如能精心护理及给予恰当的支持治疗,一般预后良好。急性期患者需要及时住院观察病情变化,GBS 最严重和危险的情况是发生呼吸肌麻痹,所以要严密监控患者的自主呼吸;新入院患者病情尚未得到有效控制,尤其需要观察有无呼吸肌麻痹的早期症状,如通过询问患者呼吸是否费力,有无胸闷、气短,能否吞咽及咳嗽等;观察患者的精神状态、面色改变等可了解其呼吸情况。同时加强口腔护理,常拍背,有痰要及时吸痰,或体位引流,清除口腔内分泌物,保持呼吸道畅通,预防呼吸道感染。对重症患者应进行心肺功能监测,发现病情变化及时处置,如呼吸肌麻痹则及时抢救,尽早使用呼吸器,是减少病死率的关键。有吞咽困难者应尽早鼻饲,防止食物流入气管内而窒息或引起肺部感染。瘫痪肢体要保持功能位,适当进行康复训练,防止肌肉萎缩,促进瘫痪肢体的功能恢复。定时翻身,受压部位要经常给予按摩,改善局部的血液循环,预防压疮。

（二）呼吸肌麻痹抢救

呼吸肌麻痹表现:①患者说话声音低,咳嗽无力;②呼吸困难或矛盾呼吸(当肋间肌麻痹时吸气时腹部下陷)。

1.呼吸肌麻痹的处理

当患者有轻度呼吸肌麻痹时,首先是口腔护理,及时清除口腔内分泌物,湿化呼吸道,用蒸汽吸入或超声雾化,2～4 次/天。每次 20 分钟,可降低痰液黏稠度,有利痰液的排出。对重症 GBS 患者要床边监护,每 2 小时测量呼吸量,当潮气量＜1 000 mL 时或患者连续读数字不超过 4 时,说明换气功能不好,患者已血氧不足、二氧化碳潴留,需及时插管行人工呼吸。

2.应用人工呼吸机的指标

(1)患者呼吸浅、频率快、烦躁不安等呼吸困难,四肢末梢轻度发绀有缺氧。

(2)检测二氧化碳分压达 8.0 kPa(60 mmHg)以上。

(3)氧分压低于 6.7 kPa(50 mmHg)或动脉 pH 在 7.3 及以下时,均提示有缺氧和二氧化碳潴留,要尽快使用人工辅助呼吸纠正乏氧。

3.停用人工呼吸机的指征

(1)患者神经系统症状改善,呼吸功能恢复正常。

(2)平静呼吸时矛盾呼吸基本消失。

(3)肺通气功能维持正常生理需要。

(4)肺部炎症基本控制。

(5)血气分析正常。

(6)间断停用呼吸器无缺氧现象。

(7)已达 24 小时以上的正常自主呼吸。

4.气管切开插管的指征

(1)GBS 患者发生呼吸肌麻痹。

(2)或伴有舌咽神经、迷走神经受累。

(3)或伴有肺部感染,患者咳嗽无力,呼吸道分泌物排出有困难时,应及时行气管切开,保持呼吸道畅通。气管切开后要严格执行气管切开护理规范。

5.拔管指征

(1)患者有正常的咳嗽反射。

(2)口腔内痰液能自行咯出。

(3)深吸气时无矛盾呼吸。

(4)肺部炎症已控制。

(5)吞咽功能已恢复。

(6)血气分析正常。

(三)静脉注射免疫球蛋白(IVIG)

1.免疫球蛋白治疗 GBS 的机制

有多种解释:①通过 IgG 的 Fc 段封闭靶细胞 Fc 受体,阻断抗原刺激和自身免疫反应。②通过 IgG 的 Fab 段结合抗原,防止产生自身抗体,或与免疫复合物中抗原结合,更易被巨噬细胞清除。③中和循环中的抗体,可影响 T、B 细胞的分化及成熟,抑制白细胞免疫反应及炎症细胞因子的产生等。

2.临床应用指征

(1)急性进展期不超过2周,且独立行走不足5 m的GBS患者。

(2)使用其他疗法后,病情仍继续恶化者。

(3)对已用IVIG治疗,病情仍继续加重者或GBS复发者。

(4)病程超过4周,可能为慢性炎性脱髓鞘性多发性神经病者。

3.推荐用量

人免疫球蛋白制剂400 mg/(kg·d),开始速度要慢,40 mL/h,以后逐渐增加至100 mL/h,静脉滴注,5天为1个疗程。该治疗见效快,不需要复杂设备,用药安全,故已推荐为重型GBS患者的一线用药。

4.不良反应

不良反应有发热、头痛、肌痛、恶心、呕吐、皮疹及短暂性肝功能异常等,经减慢滴速或停药即可消失。偶见如变态反应、溶血、肾衰竭等。不良反应发生率在1%～15%,通常低于5%。

5.禁忌证

免疫球蛋白过敏、高球蛋白血症、先天性IgA缺乏患者。

(四)血浆置换(PE)

血浆置换疗法可清除患者血中的有害物质,特别是髓鞘毒性抗体及致敏的淋巴细胞、抗原-免疫球蛋白的免疫复合物、补体等,从而减轻和避免神经髓鞘的损害,改善和缓解临床症状,并缩短患者从恢复到独立行走的时间,缩短患者使用呼吸机辅助呼吸的时间,能明显降低重症的病死率。每次交换血浆量按40～50 mL/kg体重计算或1.0～1.5倍血浆容量计算,血容量恢复主要依靠5%人血清蛋白。从患者静脉抽血后分离血细胞和血浆,弃掉血浆,将洗涤过的血细胞与5%人血清蛋白重新输回患者体内。轻度、中度和重度患者每周应分别做2次、4次和6次。不良反应有血容量减少、心律失常、心肌梗死、血栓、出血、感染及局部血肿等。血浆置换疗法的缺点是价格昂贵及费时等。

禁忌证:严重感染、心律失常、心功能不全和凝血功能异常者。

(五)糖皮质激素

目前糖皮质激素对GBS的治疗作用及疗效意见尚不一致,有的学者认为急性期应用糖皮质激素治疗无效,不能缩短病程和改善预后,甚至推迟疾病的康复和增加复发率。也有报道称应用甲泼尼龙治疗轻、中型GBS效果较好,减轻脱髓鞘程度,改善神经传导功能;重型 GBS 患者肺部感染率较高,还有合并应激性上消化道出血者,不主张应用。临床诊疗指南:规范的临床试验未能证实糖皮质激素治疗 GBS 的疗效,应用甲泼尼龙冲击治疗 GBS 也没有发现优于安慰剂对照组。因此,AIDP 患者不宜首先推荐应用大剂量糖皮质激素治疗。

糖皮质激素不良反应:①大剂量甲泼尼龙冲击治疗能升高血压,平均动脉压增高 1.6～3.6 kPa(12～27 mmHg);②静脉滴注速度过快可出现心律失常;③有精神症状,如语言增多、欣快等;④其他有上消化道出血、血糖升高、面部潮红、踝部水肿等。

(六)神经营养剂

神经营养药可促进周围损害的神经修复和再生;促进神经功能的恢复。常用有 B 族维生素、辅酶 A、ATP、细胞色素 C、肌苷、胞磷胆碱等。

(七)对症治疗

1.呼吸道感染

重型 GBS 患者易合并呼吸道感染,如有呼吸道感染者,除加强护理及时清除呼吸道分泌物外,还要应用有效足量的抗生素控制呼吸道炎症。

2.心律失常

重型 GBS 患者出现心律失常,多由机械通气、肺炎、酸碱平衡失调、电解质紊乱、自主神经功能障碍等引起。首先明确引起心律失常的病因,再给予相应的处理。

3.尿潴留、便秘

尿潴留可缓慢加压按摩下腹部排尿。预防便秘应鼓励患者多进食新鲜蔬菜、水果,多饮水,每天早晚按摩腹部,促进肠蠕动以防便秘。

4.心理护理

因突然发病,进展又快,四肢瘫,或不能讲话,患者会很紧张、恐惧、焦虑、悲观,心理负担很大,医务人员要鼓励开导患者,树立信心和勇气,消除不良情绪,配合治疗。

(八)康复治疗

GBS 是周围神经脱髓鞘疾病,肌肉出现失神经支配,肌肉萎缩,所以对四肢瘫痪的患者要尽早开始康复治疗,可明显改善神经功能。对肌力在Ⅲ级以上者,鼓励患者要进行主动运动锻炼。肌力在 0～Ⅱ级者,支具固定,保持肢体关节功能位,同时做被动运动训练和按摩,其作用是保持和增加关节活动度,防止关节挛缩变形、肌肉萎缩及足下垂,改善局部血液循环,有利于瘫痪肢体的恢复。另外,还要进行日常生活能力的训练,复合动作训练及作业(即职业)训练等。康复治疗的效果与疾病的严重程度、病程、坚持训练等有关。从患者就诊开始,早期治疗的同时就要注意早期康复治疗。康复治疗不是一朝一夕之事,要鼓励患者持之以恒、循序渐进地坚持功能练习。

第二章

呼吸内科疾病

第一节　急性感染性喉炎

急性感染性喉炎是喉黏膜急性弥散性炎症。临床上以犬吠样咳嗽、声嘶、喉鸣、吸气性呼吸困难为特征。可发生于任何季节，以冬春季为多。多见于 5 岁以下，尤其是婴幼儿，新生儿罕见。

一、病因

引起上感的病毒、细菌均可引起急性喉炎。常见的病毒为副流感病毒、流感病毒和腺病毒，常见的细菌为金黄色葡萄球菌、链球菌和肺炎链球菌。患麻疹、百日咳、猩红热、流感、白喉等急性传染病时，也容易并发急性喉炎。由于小儿喉腔狭窄，喉软骨柔软，黏膜下淋巴组织丰富，组织疏松，炎症时易水肿、充血，发生喉梗阻。所以，小儿急性喉炎的病情比成人严重。

二、临床表现

起病急、症状重。患儿可有发热、头痛等上感的全身症状，但多不突出。主要表现有声嘶、咳嗽、喉鸣、吸气性呼吸困难，其特征是犬吠样咳嗽，呈"空、空"的咳声。喉镜检查可见喉黏膜充血，肿胀，尤以声门下区红肿明显，喉腔狭窄，喉黏膜表面可有脓性或黏液性分泌物附着。一般白天症状较轻，夜间入睡后由于喉部肌肉松弛，分泌物阻塞，症状加重，可出现吸气性喉鸣和吸气性呼吸困难、发憋，甚至出现喉梗阻，严重者可窒息死亡。喉梗阻按吸气性呼吸困难的轻重，临床上分为 4 度。

（一）Ⅰ度

安静时无症状，仅活动后吸气性喉鸣、呼吸困难，肺呼吸音清晰，心率无改变。

（二）Ⅱ度

安静时也有吸气性喉鸣和呼吸困难，轻度三凹征。不影响睡眠和进食，肺部听诊可闻及喉传导音或病理性呼吸音，心率增快。无明显缺氧的表现。

（三）Ⅲ度

除上述呼吸梗阻症状进一步加重外，患儿因缺氧而出现烦躁不安，口唇、指趾发绀，头面出汗、惊恐面容。听诊呼吸音明显减低，心音低钝，心率快。

（四）Ⅳ度

患儿渐显衰竭、昏睡状态，由于呼吸无力，三凹征可不明显，面色苍白或发灰，肺部听诊呼吸音几乎消失，仅有气管传导音，心音低钝，心律不齐，如不及时抢救可因严重缺氧和心力衰竭而死亡。

三、诊断与鉴别诊断

根据急起的犬吠样咳嗽、声嘶、吸气性喉鸣和吸气性呼吸困难、昼轻夜重等可做出诊断。但需和急性喉痉挛、白喉、呼吸道异物等其他原因引起的喉梗阻鉴别。

四、治疗

（一）保持呼吸道通畅

清除口咽部分泌物，防止缺氧，必要时，可用1%麻黄素以及肾上腺皮质激素超声雾化吸入，有利于黏膜水肿消退。

（二）积极控制感染

由于病情进展快，难以判断感染系病毒或细菌引起，因此，宜选用足量抗生素治疗。常用者为青霉素类、头孢菌素类以及大环内酯类。

（三）肾上腺皮质激素

因其非特异性的抗感染、抗过敏作用，能较快减轻喉头水肿，缓解喉梗阻。应与抗生素同时应用。常用泼尼松每天1~2 mg/kg，分次口服。严重者可用地塞米松或氢化可的松注射。激素应用时间不宜过长，一般2~3天即可。

（四）对症治疗

缺氧者给予氧气吸入；烦躁不安者可应用镇静剂，异丙嗪有镇静和减轻喉头水肿的作用，而氯丙嗪可使喉头肌肉松弛，加重呼吸困难不宜使用；痰多者可止咳祛痰，严重时直接喉镜吸痰。

（五）气管切开

经上述处理，病情不见缓解，缺氧进一步加重，或Ⅲ度以上的喉梗阻，应及时气管切开，以挽救生命。

第二节　急性毛细支气管炎

急性毛细支气管炎是2岁以下婴幼儿特有的一种呼吸道感染性疾病，尤其以6个月内的婴儿最为多见，是此年龄最常见的一种严重的急性下呼吸道感染。以呼吸急促、三凹征和喘鸣为主要临床表现。主要为病毒感染，50%以上为呼吸道合胞病毒（RSV），其他副流感病毒、腺病毒亦可引起，RSV是本病流行时唯一的病原。寒冷季节发病率较高，多为散发性，也可成为流行性。发病率男女相似，但男婴重症较多。早产儿、慢性肺疾病及先天性心脏病患儿为高危人群。

一、诊断

（一）临床表现

1.症状

（1）2岁以内婴幼儿，急性发病。

（2）上呼吸道感染后2～3天出现持续性干咳和发作性喘憋，咳嗽和喘憋同时发生，症状轻重不等。

（3）无热、低热、中度发热，少见高热。

2.体征

（1）呼吸浅快，60～80次/分，甚至100次/分以上；脉搏快而细，常达160～200次/分。

（2）鼻翼明显，有三凹征；重症面色苍白或发绀。

（3）胸廓饱满呈桶状胸，叩诊过清音，听诊呼气相呼吸音延长，呼气性喘鸣。

毛细支气管梗阻严重时,呼吸音明显减低或消失,喘憋稍缓解时,可闻及弥漫性中、细湿啰音。

(4)因肺气肿的存在,肝脾被推向下方,肋缘下可触及,合并心力衰竭时肝脏可进行性增大。

(5)因不显性失水量增加和液体摄入量不足,部分患儿可出现脱水症状。

(二)辅助检查

1.胸部 X 线检查

可见不同程度的梗阻性肺气肿(肺野清晰,透亮度增加),约 1/3 的患儿有肺纹理增粗及散在的小点片状实变影(肺不张或肺泡炎症)。

2.病原学检查

可取鼻咽部洗液做病毒分离检查,呼吸道病毒抗原的特异性快速诊断,呼吸道合胞病毒感染的血清学诊断,都可对临床诊断提供有力佐证。

二、鉴别诊断

患儿年龄偏小,在发病初期即出现明显的发作性喘憋,体检及 X 线检查在初期即出现明显肺气肿,故与其他急性肺炎较易区别。但本病还需与以下疾病鉴别。

(一)婴幼儿哮喘

婴儿的第一次感染性喘息发作,多数是毛细支气管炎。毛细支气管炎当喘憋严重时,毛细支气管接近于完全梗阻,呼吸音明显降低,此时湿啰音也不易听到,不应误认为是婴幼儿哮喘发作。如有反复多次喘息发作,亲属有变态反应史,则有婴幼儿哮喘的可能。婴幼儿哮喘一般不发热,表现为突发突止的喘憋,可闻及大量哮鸣音,对支气管扩张药及皮下注射小剂量肾上腺素效果明显。

(二)喘息性支气管炎

发病年龄多见于 1~3 岁幼儿,常继发于上感之后,多为低至中等程度发热,肺部可闻及较多不固定的中等湿啰音、喘鸣音。病情多不重,呼吸困难、缺氧不明显。

(三)粟粒性肺结核

有时呈发作性喘憋,发绀明显,多无啰音。有结核接触史或家庭病史,结核中毒症状,PPD 试验阳性,可与急性毛细支气管炎鉴别。

(四)可发生喘憋的其他疾病

如百日咳、充血性心力衰竭、心内膜弹力纤维增生症、吸入异物等。

(1)因肺脏过度充气,肝脏被推向下方,可在肋缘下触及,且患儿的心率与呼吸频率均较快,应与充血性心力衰竭鉴别。

(2)急性毛细支气管炎一般多以上呼吸道感染症状开始,此点可与充血性心力衰竭、心内膜弹力纤维增生症、吸入异物等鉴别。

(3)百日咳为百日咳鲍特杆菌引起的急性呼吸道传染病,人群对百日咳普遍易感。目前我国百日咳疫苗为计划免疫接种,发病率明显下降。百日咳典型表现为阵发、痉挛性咳嗽,痉咳后伴 1 次深长吸气,发出特殊的高调鸡鸣样吸气性吼声,俗称"回勾"。咳嗽一般持续 2～6 周。发病早期外周血白细胞计数增高,以淋巴细胞为主。采用鼻咽拭子法培养阳性率较高,第 1 周可达 90%。百日咳发生喘憋时需与急性毛细支气管炎鉴别,典型的痉咳、鸡鸣样吸气性吼声、白细胞计数增高以淋巴细胞为主、细菌培养百日咳鲍特杆菌阳性可鉴别。

三、治疗

该病最危险的时期是咳嗽及呼吸困难发生后的 48～72 小时。主要死因是过长的呼吸暂停、严重的失代偿性呼吸性酸中毒、严重脱水。病死率为 1‰～3‰。

(一)对症治疗

吸氧、补液、湿化气道、镇静、控制喘憋。

(二)抗生素

考虑有继发细菌感染时,应想到金黄色葡萄球菌、大肠埃希菌或其他院内感染病菌的可能。对继发细菌感染的重症患儿,应根据细菌培养结果选用敏感抗生素。

(三)并发症的治疗

及时发现和处理代谢性酸中毒、呼吸性酸中毒、心力衰竭及呼吸衰竭。并发心力衰竭时应及时采用快速洋地黄药物,如毛花苷 C。对疑似心力衰竭的患儿,也可及早试用洋地黄药物观察病情变化。

(1)监测心电图、呼吸和血氧饱和度,通过监测及时发现低氧血症、呼吸暂停及呼吸衰竭的发生。一般吸入氧气浓度在 40% 以上即可纠正大多数低氧血症。当患儿出现吸气时呼吸音消失,严重三凹征,吸入氧气浓度在 40% 仍有发绀,对刺激反应减弱或消失,血二氧化碳分压升高,应考虑做辅助通气治疗。病情较重的小婴儿可有代谢性酸中毒,需做血气分析。约 1/10 的患者有呼吸性酸中毒。

(2)毛细支气管炎患儿因缺氧、烦躁而导致呼吸、心跳增快,需特别注意观察肝脏有无在短期内进行性增大,从而判断有无心力衰竭的发生。小婴儿和有先天性心脏病的患儿发生心力衰竭的机会较多。

(3)过度换气及液体摄入量不足的患儿要考虑脱水的可能。观察患儿哭时有无眼泪,皮肤及口唇黏膜是否干燥,皮肤弹性及尿量多少等,以判断脱水程度。

(四)抗病毒治疗

1.利巴韦林

常用剂量为每天 10~15 mg/kg,分 3~4 次。利巴韦林是于 1972 年首次合成的核苷类广谱抗病毒药,最初的研究认为,它在体外有抗 RSV 作用,但进一步的试验却未能得到证实。目前美国儿科协会不再推荐常规应用这种药物,但强调对某些高危、病情严重患儿可以用利巴韦林治疗。

2.中药双黄连

北京儿童医院采用双盲随机对照方法的研究表明,双黄连雾化吸入治疗 RSV 引起的下呼吸道感染是安全有效的方法。

(五)呼吸道合胞病毒(RSV)特异治疗

1.静脉用呼吸道合胞病毒免疫球蛋白(RSV-IVIG)

在治疗 RSV 感染时,RSV-IVIG 有两种用法。①一次性静脉滴注 RSV-IVIG 1 500 mg/kg。②吸入疗法,只在住院第 1 天给予 RSV-IVIG 制剂吸入,共 2 次,每次 50 mg/kg,约 20 分钟,间隔 30~60 分钟。两种用法均能有效改善临床症状,明显降低鼻咽分泌物中的病毒含量。

2.RSV 单克隆抗体

用法为每月肌内注射 1 次,每次 15 mg/kg,用于整个 RSV 感染季节,在 RSV 感染开始的季节提前应用效果更佳。

(六)支气管扩张药及肾上腺糖皮质激素

1.支气管扩张药

过去认为支气管扩张药对毛细支气管炎无效,目前多数学者认为,用 β 受体兴奋药治疗毛细支气管炎有一定的效果。综合多个研究表明,肾上腺素为支气管扩张药中的首选药。

2.肾上腺糖皮质激素

长期以来对糖皮质激素治疗急性毛细支气管炎的争议仍然存在,目前尚无定论。但有研究表明,糖皮质激素对毛细支气管炎的复发有一定的抑制作用。

四、疗效分析

(一)病程

一般为 5~15 天。恰当的治疗可缩短病程。

(二)病情加重

如果经过合理治疗病情无明显缓解,应考虑以下方面:有无并发症出现,如合并心力衰竭者病程可延长;有无先天性免疫缺陷或使用免疫抑制剂;小婴儿是否输液过多,加重喘憋症状。

五、预后

预后大多良好。婴儿期患毛细支气管炎的患儿易于在病后半年内反复咳喘,随访 2~7 年有20%~50%发生哮喘。其危险因素为过敏体质、哮喘家族史、先天小气道等。

第三节 支气管扩张

支气管扩张是支气管慢性异常扩张的疾病,直径＞2 mm 中等大小近端支气管及其周围组织慢性炎症及支气管阻塞,引起支气管组织结构较严重的病理性破坏所致。儿童及青少年多见,常继发于麻疹、百日咳后的支气管炎,迁延不愈的支气管肺炎等。主要症状为慢性咳嗽、咳大量脓痰和/或反复咯血。

一、病因与发病机制

(一)支气管-肺组织感染

婴幼儿时期支气管肺组织感染是支气管扩张最常见的病因。由于婴幼儿支气管较细,且支气管壁发育尚未完善,管壁薄弱,易于阻塞和遭受破坏。反复感染破坏支气管壁各层组织,尤其是肌层组织及弹性组织的破坏,减弱了对管壁的支撑作用。支气管炎使支气管黏膜充血、水肿、分泌物堵塞引流不畅,从而加重感染。左下叶支气管细长且位置低,受心脏影响,感染后引流不畅,故发病率高。左舌叶支气管开口与左下叶背段支气管开口相邻,易被左下叶背段感染累及,因此两叶支气管同时扩张也常见。

支气管内膜结核引起管腔狭窄、阻塞、引流不畅,导致支气管扩张。肺结核纤维组织增生、牵拉收缩,也导致支气管变形扩张,因肺结核多发于上叶,引流好,痰量不多或无痰,所以称之为"干性"支气管扩张。其他如吸入腐蚀性气体、支气管曲霉菌感染、胸膜粘连等可损伤或牵拉支气管壁,反复继发感染,引起支气管扩张。

(二)支气管阻塞

肿瘤、支气管异物和感染均引起支气管腔内阻塞,支气管周围肿大淋巴结或肿瘤的外压可致支气管阻塞。支气管阻塞导致肺不张,失去肺泡弹性组织缓冲,胸腔负压直接牵拉支气管壁引起支气管扩张。右肺中叶支气管细长,有三组淋巴结围绕,因非特异性或结核性淋巴结炎而肿大,从而压迫支气管,引起右肺中叶肺不张和反复感染,又称中叶综合征。

(三)支气管先天性发育障碍和遗传因素

支气管先天发育障碍,如巨大气管-支气管症,可能是先天性结缔组织异常、管壁薄弱所致的扩张。因软骨发育不全或弹性纤维不足,导致局部管壁薄弱或弹性较差所致支气管扩张,常伴有鼻旁窦炎及内脏转位(右位心),称为Kartagener综合征。与遗传因素有关的肺囊性纤维化,由于支气管黏液腺分泌大量黏稠黏液,分泌物潴留在支气管内引起阻塞、肺不张和反复继发感染,可发生支气管扩张。遗传性α_1-抗胰蛋白酶缺乏症也伴有支气管扩张。

(四)全身性疾病

近年来发现类风湿关节炎、克罗恩病、溃疡性结肠炎、系统性红斑狼疮、支气管哮喘和泛细支气管炎等疾病可同时伴有支气管扩张。一些不明原因的支气管扩张,其体液和细胞免疫功能有不同程度的异常,提示支气管扩张可能与机体免疫功能失调有关。

二、病理

发生支气管扩张的主要原因是炎症。支气管壁弹力组织、肌层及软骨均遭到破坏,由纤维组织取代,使管腔逐渐扩张。支气管扩张的形状可为柱状或囊状,也常混合存在呈囊柱状。典型的病理改变为支气管壁全层均有破坏,黏膜表面常有溃疡及急、慢性炎症,纤毛柱状上皮细胞鳞状化生、萎缩,杯状细胞和黏液腺增生,管腔变形、扭曲、扩张,腔内含有多量分泌物。常伴毛细血管扩张,或支气管动脉和肺动脉的终末支扩张与吻合,进而形成血管瘤,破裂可出现反复大量咯血。支气管扩张发生反复感染,病变范围扩大蔓延,逐渐发展影响肺通气功能及肺弥散功能,导致肺动脉高压,引起肺心病、右心衰竭。

三、临床表现

本病多起病于小儿或青年,呈慢性经过,多数患者在童年期有麻疹、百日咳或支气管肺炎迁延不愈的病史。早期常无症状,随病情发展可出现典型临床症状。

(一)症状

1.慢性咳嗽、大量脓痰

与体位改变有关,每天痰量可达 100～400 mL,支气管扩张分泌物积聚,体位变动时分泌物刺激支气管黏膜,引起咳嗽和排痰。痰液静置后分 3 层:上层为泡沫,中层为黏液或脓性黏液,底层为坏死组织沉淀物。合并厌氧菌混合感染时,则痰有臭味,常见病原体为铜绿假单胞菌、金黄色葡萄球菌、流感嗜血杆菌、肺炎链球菌和卡他莫拉菌。

2.反复咯血

50%～70%的患者有不同程度的咯血史,从痰中带血至大量咯血,咯血量与病情严重程度、病变范围不一定成比例。部分患者以反复咯血为唯一症状,平时无咳嗽、咳脓痰等症状,称为干性支气管扩张,病变多位于引流良好的上叶支气管。

3.反复肺部感染

特点为同一肺段反复发生肺炎并迁延不愈,此由于扩张的支气管清除分泌物的功能丧失,引流差,易于反复发生感染。

4.慢性感染中毒症状

反复感染可引起发热、乏力、头痛、食欲减退等,病程较长者可有消瘦、贫血,儿童可影响生长发育。

(二)体征

早期或干性支气管扩张可无异常肺部体征。典型者在下胸部、背部可闻及固定、持久的局限性粗湿啰音,有时可闻及哮鸣音。部分慢性患者伴有杵状指(趾),病程长者可有贫血和营养不良,出现肺炎、肺脓肿、肺气肿、肺心病等并发症时可有相应体征。

四、实验室检查及辅助检查

(一)实验室检查

白细胞总数与分类一般正常,急性感染时白细胞总数及中性粒细胞比例可增高,贫血患者血红蛋白含量下降,血沉可增快。

(二)X 线检查

早期轻症患者胸部平片可无特殊发现,典型 X 线表现为一侧或双侧下肺纹理增粗紊乱,其中有多个不规则的透亮阴影,或沿支气管分布的蜂窝状、卷发状阴影,急性感染时阴影内可出现小液平面。柱状支气管扩张的 X 线表现是"轨道征",是增厚的支气管壁影。胸部 CT 显示支气管管壁增厚的柱状扩张,并延伸至肺周边,或成串、成簇的囊状改变,可含气液平面。支气管造影可确诊此病,并明确支气管扩张的部位、形态、范围和病变严重程度,为手术治疗提供资料。高分辨 CT 较常规 CT 具有更高的空间和密度分辨力,能够显示以次级肺小叶为基本单位的肺内细微结构,已基本取代支气管造影(图 2-1)。

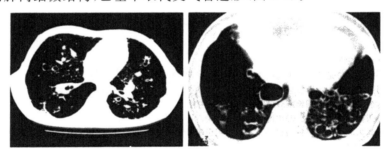

图 2-1　胸部 CT

(三)支气管镜检

可发现出血、扩张或阻塞部位及原因,可进行局部灌洗、清除阻塞,局部止血,取灌洗液行细菌学、细胞学检查,有助于诊断、鉴别诊断与治疗。

五、诊断

根据慢性咳嗽、咳大量脓痰、反复咯血和肺同一肺段反复感染等病史,查体于下胸部及背部可闻及固定而持久的粗湿啰音、结合童年期有诱发支气管扩张的呼吸道感染病史,X 线显示局部肺纹理增粗、紊乱或呈蜂窝状、卷发状阴影,可做出初步临床诊断,支气管造影或高分辨 CT 可明确诊断。

六、鉴别诊断

（一）慢性支气管炎

慢性支气管炎多发生于中老年吸烟者，于气候多变的冬春季节咳嗽、咳痰明显，多为白色黏液痰，感染急性发作时出现脓性痰，反复咯血症状不多见，两肺底散在的干湿啰音，咳嗽后可消失。胸片肺纹理紊乱，或有肺气肿改变。

（二）肺脓肿

起病急，全身中毒症状重，有高热、咳嗽、大量脓臭痰，X线检查可见局部浓密炎症阴影，其中有空洞伴气液平面，有效抗生素治疗炎症可完全吸收。慢性肺脓肿则以往有急性肺脓肿的病史。支气管扩张和肺脓肿可以并存。

（三）肺结核

常有低热、盗汗、乏力等结核中毒症状，干、湿性啰音多位于上肺部，X线胸片和痰结核菌检查可做出诊断。结核可合并支气管扩张，部位多见于双肺上叶及下叶背段支气管。

（四）先天性肺囊肿

先天性肺囊肿是一种先天性疾病，无感染时可无症状，X线检查可见多个薄壁的圆形或椭圆形阴影，边界纤细，周围肺组织无炎症浸润，胸部CT检查和支气管造影有助于诊断。

（五）弥漫性泛细支气管炎

慢性咳嗽、咳痰，活动时呼吸困难，合并慢性鼻旁窦炎，胸片与胸CT有弥漫分布的边界不太清楚的小结节影。类风湿因子、抗核抗体、冷凝集试验可呈阳性，需病理学确诊。大环内酯类的抗生素治疗2个月以上有效。

七、治疗

支气管扩张的治疗原则是防治呼吸道反复感染，保持呼吸道引流通畅，必要时手术治疗。

（一）控制感染

控制感染是急性感染期的主要治疗措施。应根据病情参考细菌培养及药物敏感试验结果选用抗菌药物。轻者可选用氨苄西林或阿莫西林0.5 g，一天4次，或用第一、二代头孢菌素；也可用氟喹诺酮类或磺胺类药物。重症患者需静脉联合用药；如三代头孢菌素加氨基糖苷类药物有协同作用。假单胞菌属细菌感染者可选用头孢他啶、头孢吡肟和亚胺培南等。若痰有臭味,多伴有厌氧菌感染,则可加用甲硝唑 0.5 g 静脉滴注,一天 2～3 次;或替硝唑 0.4～0.8 g 静脉滴注,一天 2 次。其他抗菌药物如大环内酯类、四环素类可酌情应用。经治疗后如体温正常,脓痰明显减少,则 1 周左右考虑停药。缓解期不必常规使用抗菌药物,应适当锻炼,增强体质。

(二)清除痰液

清除痰液是控制感染和减轻全身中毒症状的关键。

1.祛痰剂

口服氯化铵 0.3～0.6 g,或溴己新 8～16 mg,每天 3 次。

2.支气管舒张剂

由于支气管痉挛,部分患者痰液排出困难,在无咯血的情况下,可口服氨茶碱0.1～0.2 g,一天 3～4 次或其他缓解气道痉挛的药物,也可加用β_2受体激动剂或异丙托溴铵吸入。

3.体位引流

体位引流是根据病变部位采取不同的体位,原则上使患处处于高位,引流支气管的开口朝下,以利于痰液排入大气道咳出,对于痰量多、不易咳出者更重要。每天 2～4 次,每次 15～30 分钟。引流前可行雾化吸入,体位引流时轻拍病变部位以提高引流效果。

4.纤维支气管镜吸痰

若体位引流痰液难以排出,可行纤维支气管镜吸痰,清除阻塞。可用生理盐水冲洗稀释痰液,并局部应用抗生素治疗,效果明显。

(三)咯血的处理

大咯血最重要的环节是防止窒息。若经内科治疗未能控制,可行支气管动脉造影,对出血的小动脉定位后注入吸收性明胶海绵或聚乙烯醇栓,或导入钢圈进行栓塞止血。

(四)手术治疗

适用于心肺功能良好,反复呼吸道感染或大咯血内科治疗无效,病变范围局限于一叶或一侧肺组织者。危及生命的大咯血,明确出血部位时部分病患需急诊手术。

八、预防及预后

积极防治婴幼儿麻疹、百日咳、支气管肺炎及肺结核等慢性呼吸道疾病,增强机体免疫及抗病能力,防止异物及尘埃误吸,预防呼吸道感染。

病变较轻者及病灶局限内科治疗无效手术切除者预后好;病灶广泛,后期并发肺心病者预后差。

第四节 肺炎球菌肺炎

一、定义

肺炎球菌肺炎是由肺炎链球菌感染引起的急性肺部炎症,为社区获得性肺炎中最常见的细菌性肺炎。起病急骤,临床以高热、寒战、咳嗽、血痰及胸痛为特征,病理为肺叶或肺段的急性表现。近年来,因抗生素的广泛应用,典型临床和病理表现已不多见。

二、病因

致病菌为肺炎球菌,革兰阳性,有荚膜,复合多聚糖荚膜共有 86 个血清型。成人致病菌多为 1 型、5 型。为口咽部定植菌,不产生毒素(除Ⅲ型),主要靠荚膜对组织的侵袭作用而引起组织的炎性反应,通常在机体免疫功能低下时致病。冬春季因带菌率较高(40%～70%)为本病多发季节。青壮年男性或老幼多见。长期卧床、心力衰竭、昏迷和手术后等易发生肺炎球菌性肺炎。常见诱因有病毒性上呼吸道感染史或受寒、酗酒、疲劳等。

三、诊断

(一)临床表现

因患者年龄、基础疾病及有无并发症,就诊是否使用过抗生素等影响因素,临床表现差别较大。

(1)起病:多急骤,短时寒战继之出现高热,呈稽留热型,肌肉酸痛及全身不适,部分患者体温低于正常。

(2)呼吸道症状:起病数小时即可出现,初起为干咳,继之咳嗽,咳黏性痰,典型者痰呈铁锈色,累及胸膜可有针刺样胸痛,下叶肺炎累及膈胸膜时疼痛可放射至上腹部。

(3)其他系统症状:食欲缺乏、恶心、呕吐以及急腹症消化道状。老年人精神萎靡、头痛,意识朦胧等。部分严重感染的患者可发生周围循环衰竭,甚至早期出现休克。

(4)体检:急性病容,呼吸急促,体温达 39~40 ℃,口唇单纯疱疹,可有发绀及巩膜黄染,肺部听诊为实变体征或可听到啰音,累及胸膜时可有胸膜摩擦音甚至胸腔积液体征。

(5)并发症及肺外感染表现:①脓胸(5%~10%),治疗过程中又出现体温升高、白细胞计数增高时,要警惕并发脓胸和肺脓肿的可能;②脑膜炎,可出现神经症状或神志改变;③心肌炎或心内膜炎,心率快,出现各种心律失常或心脏杂音,脾大,心力衰竭。

(6)败血症或毒血症(15%~75%):可出现皮肤、黏膜出血点,巩膜黄染。

(7)感染性休克:表现为周围循环衰竭,如血压降低、四肢厥冷、心动过速等,个别患者起病既表现为休克而呼吸道症状并不明显。

(8)麻痹性肠梗阻。

(9)罕见 DIC、ARDS。

(二)实验室检查

1.血常规

白细胞数为(10~30)×10⁹/L,中型粒细胞计数增多80%以上,分类核左移并可见中毒颗粒。酒精中毒、免疫力低下及年老体弱者白细胞总数可正常或减少,提示预后较差。

2.病原体检查

(1)痰涂片及荚膜染色镜检,可见革兰染色阳性双球菌,2~3 次痰检为同一细菌有意义。

(2)痰培养加药敏可助确定菌属并指导有效抗生素的使用,干咳无痰者可做高渗盐水雾化吸入导痰。

(3)血培养致病菌阳性者可做药敏试验。

(4)脓胸者应做胸腔积液菌培养。

(5)对重症或疑难病例,有条件时可采用下呼吸道直接采样法做病原学诊断。如防污染毛刷采样(PSB)、防污染支气管-肺泡灌洗(PBAL)、经胸壁穿刺肺吸引(LA)、环甲膜穿刺经气管引(TTA)。

(三)胸部 X 线

(1)早期病变肺段纹理增粗、稍模糊。

（2）典型表现为大叶性、肺段或亚肺段分布的浸润、实变阴影,可见支气管气道征及肋膈角变钝。

（3）病变吸收较快时可出现浓淡不均假空洞征。

（4）吸收较慢时可出现机化性肺炎。

（5）老年人、婴儿多表现为支气管肺炎。

四、鉴别诊断

（一）干酪样肺炎

常有结枝中毒症状,胸部X线表现肺实变、消散慢,病灶多在肺尖或锁骨下、下叶后段或下叶背段,新旧不一、有钙化点、易形成空洞并肺内播散。痰抗酸菌染色可发现结核菌,PPD试验常阳性,青霉素G治疗无效。

（二）其他病原体所致肺炎

（1）多为院内感染,金黄色葡萄球菌肺炎和克雷伯菌肺炎的病情通常较重。

（2）多有基础疾病。

（3）痰或血的细菌培养阳性可鉴别。

（三）急性肺脓肿

早期临床症状相似,病情进展可出现可大量脓臭痰,查痰菌多为金黄色葡萄球菌、克雷伯菌、革兰阴性杆菌、厌氧菌等。胸部X线可见空洞及液平。

（四）肺癌伴阻塞性肺炎

常有长期吸烟史、刺激性干咳和痰中带血史,无明显急性感染中毒症状;痰脱落细胞可阳性;症状反复出现;可发现肺肿块、肺不张或肿大的肺门淋巴结;胸部CT及支气管镜检查可帮助鉴别。

（五）其他

ARDS、肺梗死、放射性肺炎和胸膜炎等。

五、治疗

（一）抗菌药物治疗

首先应给予经验性抗生素治疗,然后根据细菌培养结果进行调整。经治疗不好转者,应再次复查病原学及药物敏感试验进一步调整治疗方案。

1.轻症患者

（1）首选青霉素:青霉素每天240万单位,分3次肌内注射。或普鲁卡因青霉素每天 120 万单位,分 2 次肌内注射,疗程 5～7 天。

（2）青霉素过敏者：可选用大环内酯类,如红霉素每天 2 g,分 4 次口服,或红霉素每天 1.5 g 分次静脉滴注；或罗红霉素每天 0.3 g,分 2 次口服或林可霉素每天 2 g,肌内注射或静脉滴注；或克林霉素每天 0.6～1.8 g,分 2 次肌内注射,或克林霉素每天 1.8～2.4 g 分次静脉滴注。

2.较重症患者

青霉素每天 120 万单位,分 2 次肌内注射,加用丁胺卡那每天 0.4 g 分次肌内注射；或红霉素每天 1.0～2.0 g,分 2～3 次静脉滴注；或克林霉素每天 0.6～1.8 g,分 3～4 次静脉滴注；或头孢噻吩钠每天 2～4 g,分 3 次静脉注射。

疗程 2 周或体温下降 3 天后改口服。老人、有基础疾病者可适当延长。8％～15％青霉素过敏者对头孢菌素类有交叉过敏应慎用。如为青霉素速发性变态反应则禁用头孢菌素。如青霉素皮试阳性而头孢菌素皮试阴性者可用。

3.重症或有并发症患者（如胸膜炎）

青霉素每天 1 000 万～3 000 万单位,分 4 次静脉滴注；头孢唑啉钠,每天 2～4 g,分 2 次静脉滴注。

4.极重症者如并发脑膜炎

头孢曲松每天 1～2 g 分次静脉滴注；碳青霉素烯类如亚胺培南-西司他丁每天 2 g,分次静脉滴注；或万古霉素每天 1～2 g,分次静脉滴注并加用第 3 代头孢菌素；或亚胺培南加第 3 代头孢菌素。

5.耐青霉素肺炎链球菌感染者

近年来,耐青霉素肺炎链球菌感染不断增多,通常最小抑制浓度（MIC）$\geqslant$1.0 mg/L 为中度耐药,MIC$\geqslant$2.0 mg/L 为高度耐药。临床上可选用以下抗生素：克林霉素每天 0.6～1.8 g 分次静脉滴注；或万古霉素每天 1～2 g 分次静脉滴注；或头孢曲松每天 1～2 g 分次静脉滴注；或头孢噻肟每天 2～6 g 分次静脉滴注；或氨苄西林/舒巴坦、替卡西林/棒酸、阿莫西林/棒酸。

（二）支持疗法

支持疗法包括卧床休息、维持液体和电解质平衡等。应根据病情及检查结果决定补液种类。给予足够热量以及蛋白和维生素。

（三）对症治疗

胸痛者止痛；刺激性咳嗽可给予可卡因,止咳祛痰可用氯化铵或棕色合剂,痰多者禁用止咳剂；发热物理降温,不用解热药；呼吸困难者鼻导管吸氧。烦躁、谵妄者服用地西泮 5 mg 或水合氯醛 1.0～1.5 g 灌肠,慎用巴比妥类。鼓肠者给予肛管排气,胃扩张给予胃肠减压。

(四)并发症的处理

1.呼吸衰竭

机械通气、支持治疗(面罩、气管插管、气管切开)。

2.脓胸

穿刺抽液必要时肋间引流。

(五)感染性休克的治疗

1.补充血容量

右旋糖酐-40 和平衡盐液静脉滴注,以维持收缩压 12.0～13.3 kPa(90～100 mmHg)。脉压＞4.0 kPa(30 mmHg),尿量＞30 mL/h,中心静脉压 0.6～1.0 kPa(4.4～7.4 mmHg)。

2.血管活性药物的应用

输液中加入血管活性药物以维持收缩压 13.3 kPa(100 mmHg)以上。为升高血压的同时保证和调节组织血流灌注,近年来主张血管活性药物为主,配合收缩性药物,常用的有多巴胺、间羟胺、去甲肾上腺素和山莨菪碱等。

3.控制感染

及时、有效地控制感染是治疗中的关键。要及时选择足量、有效的抗生素静脉并联合给药。

4.糖皮质激素的应用

病情或中毒症状重及上述治疗血压不恢复者,在使用足量抗生素的基础上可给予氢化可的松 100～200 mg 或地塞米松 5～10 mg 静脉滴注,病情好转立即停药。

5.纠正水、电解质和酸碱平衡紊乱

严密监测血压、心率、中心静脉压、血气、水电解质变化,及时纠正。

6.纠正心力衰竭

严密监测血压、心率、中心静脉压、意识及末梢循环状态,及时给予利尿及强心药物,并改善冠状动脉供血。

第三章

公共卫生基础

第一节 公共卫生的概念

一、定义

至于公共卫生的概念,各个国家和组织之间没有一个统一的、严格的定义。简单来讲,公共卫生实际上就是大众健康。它是相对临床而言的,临床是针对个体的,公共卫生是关注人群的健康。

1920 年,美国耶鲁大学的 Winslow 教授首次提出了早期经典的公共卫生概念。公共卫生是通过有组织的社区行动,改善环境卫生,控制传染病流行,教育个体养成良好的卫生习惯,组织医护人员对疾病进行早期诊断和预防性治疗,发展社会体系以保证社区中的每个人享有维持健康的足够的生活水准,最终实现预防疾病、延长寿命、促进机体健康、提高生产力的目标。随着社会和公共卫生实践的发展、人们认识的更新,公共卫生的概念也在不断地发展之中。

1988 年,艾奇逊将公共卫生定义为:"通过有组织的社会努力预防疾病、延长生命、促进健康的科学和艺术。"这一概念高度概括了现代公共卫生的要素。

1995 年,英国的 Johnlast 给出了详细的定义,即"公共卫生是为了保护、促进、恢复人们的健康。是通过集体的或社会的行动,维持和促进公众健康的科学、技能和信仰的集合体。公共卫生项目、服务和机构强调整个人群的疾病预防和健康需求"。尽管公共卫生活动会随着技术和社会价值等的改变而变化,但是其目标始终保持不变,即减少人群的疾病发生、早死、疾病导致的不适和伤残。因此,公共卫生是一项制度、一门学科、一种实践。随着社会经济的发展,医学模式的转变,公共卫生的概念和内涵有了进一步发展。公共卫生通常涉及面都很广泛,包括生物学、环境医学、社会文化、行为习惯、政治法律和涉及健康的许多其他方面。现代公共卫生最简单的定义为"3P",即 Promotion(健康促进),Prevention(疾病预防),Protection(健康保护)。

在我国,公共卫生的内涵究竟是什么,公共卫生包括哪些领域,对此至今尚无统一认识和明确定义。2003 年 7 月,中国原副总理兼卫生部部长吴仪在全国卫生工作会议上对公共卫生做了一个明确的定义:公共卫生就是组织社会共同努力,改善环境卫生条件,预防控制传染病和其他疾病流行,培养良好卫生习惯和文明的生活方式,提供医疗服务,达到预防疾病,促进人民身体健康的目的。因此,公共卫生建设需要政府、社会、团体和民众的广泛参与,共同努力。其中,政府主要通过制定相关法律、法规和政策,促进公共卫生事业发展;对社会、民众和医疗卫生机构执行公共卫生法律法规实施监督检查,维护公共卫生秩序;组织社会各界和广大民众共同应对突发公共卫生事件和传染病流行;教育民众养成良好卫生习惯和健康文明的生活方式;培养高素质的公共卫生管理和技术人才,为促进人民健康服务。

从这一定义可以看出,公共卫生就是"社会共同的卫生"。公共即共同,如公理公约。卫生是个人、集体的生活卫生和生产卫生的总称,一般指为增进人体健康,预防疾病,改善和创造合乎生理要求的生产环境、生活条件所采取的个人和生活的措施,包括以除害灭病、讲卫生为中心的爱国卫生运动。

一般情况来讲,公共卫生是通过疾病的预防和控制,达到提高人民健康水平的目的。如对传染病、寄生虫病、地方病,还有一些慢性非传染性疾病的预防控制;借助重点人群或者高危人群,如职业人群,妇女、儿童、青少年、老年人等人群进行的健康防护;通过健康教育、健康政策干预等措施,促进人群健康的社会实践。具体讲,公共卫生就是通过疾病预防控制,重点人群健康防护、健康促进来解决人群中间的疾病和健康问题,达到提高人民健康水平的目的。公共卫生就是以生物-心理-社会-医学模式为指导,面向社会与群体,综合运用法律、行政、预防医学技术、宣传教育等手段,调动社会共同参与,消除和控制威胁人类生存环境质量和生命质量的危害因素,改善卫生状况,提高全民健康水平的社会卫生活动。由此可见,公共卫生具有社会性、系统性、政策法制性、多学科性和随机性等特征。公共卫生的实质是公共政策。

二、特征

2004 年,Beaglehole 教授将现代公共卫生的特征进行了总结,认为,公共卫生是以持久的全人群健康改善为目标的集体行动。这个定义尽管简短,但是充分反映了现代公共卫生的特点:①需要集体的、合作的、有组织的行动;②可持续性,即需要可持久的政策;③目标是全人群的健康改善,减少健康的不平等。

现代公共卫生的特征包括 5 个核心内容:①政府对整个卫生系统起领导作用,这一点对实现全人群的健康工程至关重要,卫生部门只会继续按生物医学模式关注与卫生保健有关的近期问题;②公共卫生工作需要所有部门协作行动,忽视这一点只会恶化健康的不平等现象,而政府领导是协作行动、促进全人群健康的核心保障;③用多学科的方法理解和研究所有的健康决定因素,用合适的方法回答相应的问题,为决策提供科学依据;④理解卫生政策发展和实施过程中的政治本质,整合公共卫生科学与政府领导和全民参与;⑤与服务的人群建立伙伴关系,使有效的卫生政策能够得到长期的社区和政治支持。

第二节　公共卫生的体系与职能

公共卫生体系一直是一个模糊的概念。普遍倾向,疾病预防控制机构、卫生监督机构、传染病院(区),构成了公共卫生体系。

一、发达国家公共卫生体系

美国、英国、澳大利亚、WHO 等国家和组织陆续制定了公共卫生的基本职能或公共卫生体系所需提供的基本服务。

美国提出的 3 项基本职能,即评估→政策发展→保证,并进一步具体化为 10 项基本服务。基本服务的概念与其他国家/组织提出的基本职能概念相似。在此框架下,美国疾病预防控制中心(CDC)与其他伙伴组织联合开展了国家公共卫生绩效标准项目研究,设计了 3 套评价公共卫生体系绩效的调查问卷,分别用于州公共卫生体系、地方公共卫生体系和地方公共卫生行政管理部门的绩效评估。调查问卷规定了每一项基本服务的内涵,并制定有具体的指标和调查内容。澳大利亚提出了公共卫生 9 项基本职能,阐述了每条职能的原有的和新的实践内容。

美国提出的公共卫生体系定义:在辖区范围内提供基本公共卫生服务的所有公、私和志愿机构、组织或团体。政府公共卫生机构是公共卫生体系的重要组成部分,在建设和保障公共卫生体系运行的过程中发挥着关键的作用。但是,单靠政府公共卫生机构无法完成所有的公共卫生基本职能,公共卫生体系中还应包括:医院、社区卫生服务中心等医疗服务提供者,负责提供个体的预防和治疗等卫生服务;公安、消防等公共安全部门,负责预防和处理威胁大众健康的公共安全事件;环境保护、劳动保护、食品质量监督等机构,保障健康的生存环境;文化、教育、体育等机构为社区创造促进健康的精神环境;交通运输部门,方便卫生服务的提供和获取;商务机构提供个体和组织在社区中生存和发展的经济资源;民政部门、慈善组织等,向弱势人群提供生存救助和保障以及发展的机会。

公共卫生基本职能是影响健康的决定因素、预防和控制疾病、预防伤害、保护和促进人群健康、实现健康公平性的一组活动。公共卫生基本职能需要卫生部门,还有政府的其他部门以及非政府组织、私营机构等来参与或实施。公共卫生基本职能属于公共产品,政府有责任保证这些公共产品的提供,但不一定承担全部职能的履行和投资责任。

公共卫生基本职能的范畴大大超出了卫生部门的管辖范围,在职能的履行过程中卫生部门发挥主导作用。卫生部门负责收集和分析本部门及其他部门、民间社团、私人机构等的信息,向政府提供与人群健康相关的、涉及国家利益的综合信息;卫生部门是政府就卫生问题的决策顾问,负责评价公共卫生基本职能的履行情况;同时,向其他部门负责的公共卫生相关活动提供必要的信息和技术支持,或展开合作;负责健康保护的执法监督活动。

二、我国公共卫生体系的基本职能

通过分析上述国家和组织制定的公共卫生基本职能框架,结合我国的现状,我们总结出10项现代公共卫生体系应该履行的基本职能,其中涉及三大类的卫生服务提供:①人群为基础的公共卫生服务,如虫媒控制、人群为基础的健康教育活动等;②个体预防服务,如免疫接种、婚前保健和孕产期保健;③具有公共卫生学意义的疾病的个体治疗服务,如治疗肺结核和性传播疾病等,可减少传染源,属于疾病预防控制策略之一;再比如治疗儿童腹泻、急性呼吸道感染、急性营养不良症等。在此基础上,我国现代公共卫生体系的基本职能应包括以下 10 个方面。

(一)监测人群健康相关状况

(1)连续地收集、整理与分析、利用、报告与反馈、交流与发布与人群健康相关的信息。

（2）建立并定期更新人群健康档案,编撰卫生年鉴。其中与人群健康相关的信息包括：①人口、社会、经济学等信息；②人群健康水平,如营养膳食水平、生长发育水平等；③疾病或健康问题,如传染病和寄生虫病、地方病、母亲和围生期疾病、营养缺乏疾病、非传染性疾病、伤害、心理疾病以及突发公共卫生事件等；④疾病或健康相关因素,如生物的、环境的、职业的、放射的、食物的、行为的、心理的、社会的、健康相关产品的；⑤公共卫生服务的提供,如免疫接种、农村改水改厕、健康教育、妇幼保健等,以及人群对公共卫生服务的需要和利用情况；⑥公共卫生资源,如经费、人力、机构、设施等；⑦公共卫生相关的科研和培训信息。

（二）疾病或健康危害事件的预防和控制

（1）对正在发生的疾病流行或人群健康危害事件,如传染病流行,新发疾病的出现,慢性病流行,伤害事件的发生,环境污染,自然灾害的发生,化学、辐射和生物危险物暴露,突发公共卫生事件等,开展流行病学调查,采取预防和控制措施,对有公共卫生学意义的疾病开展病例发现、诊断和治疗。

（2）对可能发生的突发公共卫生事件做好应急准备,包括应急预案和常规储备。

（3）对有明确病因或危险因素或具备特异预防手段的疾病实施健康保护措施,如免疫接种、饮水加氟、食盐加碘、职业防护、婚前保健和孕、产期保健等。

上述第一项和第二项内容包括我国疾病预防控制机构常规开展的疾病监测、疾病预防与控制、健康保护、应急处置等工作。

（三）发展健康的公共政策和规划

（1）发展和适时更新健康的公共政策、法律、行政法规、部门规章、卫生标准等,指导公共卫生实践,支持个体和社区的健康行动,实现健康和公共卫生服务的公平性。

（2）发展和适时更新卫生规划,制定适宜的健康目标和可测量的指标,跟踪目标实现进程,实现连续的健康改善。

（3）多部门协调,保证公共政策的统一性。

（4）全面发展公共卫生领导力。

（四）执行公共政策、法律、行政法规、部门规章和卫生标准

（1）全面执行公共政策、法律、行政法规、部门规章、卫生标准等。

（2）依法开展卫生行政许可、资质认定和卫生监督。

（3）规范和督察监督执法行为。

(4)通过教育和适当的机制,促进依从。

(五)开展健康教育和健康促进活动

(1)开发和制作适宜的健康传播材料。

(2)设计和实施健康教育活动,发展个体改善健康所需的知识、技能和行为。

(3)设计和实施场所健康促进活动,如在学校、职业场所、居住社区、医院、公共场所等,支持个体的健康行动。

(六)动员社会参与,多部门合作

(1)通过社区组织和社区建设,提高社区解决健康问题的能力。

(2)开发伙伴关系和建立健康联盟,共享资源、责任、风险和收益,创造健康和安全的支持性环境,促进人群健康。

(3)组织合作伙伴承担部分公共卫生基本职能,并对其进行监督和管理。

第(三)～(六)项融合了国际上健康促进的理念,即加强个体的知识和技能,同时改变自然的、社会的、经济的环境,以减少环境对人群健康及其改善健康的行动的不良影响,促使人们维护和改善自身的健康。第(四)项的职能与1986年《渥太华宪章》中提出的健康促进行动的5项策略相吻合,即"制定健康的公共政策、创造支持性的环境、加强社区行动、发展个人技能、重新调整卫生服务的方向和措施"。

(七)保证卫生服务的可及性和可用性

(1)保证个体和人群卫生服务的可及性和可用性。

(2)帮助弱势人群获取所需的卫生服务。

(3)通过多部门合作,实现卫生服务公平性。

(八)保证卫生服务的质量和安全性

(1)制定适当的公共卫生服务的质量标准,确定有效和可靠的测量工具。

(2)监督卫生服务的质量和安全性。

(3)持续地改善卫生服务质量,提高安全性。

第(七)项和第(八)项是对卫生服务的保证,即保证卫生服务的公平和安全性。

(九)公共卫生体系基础结构建设

(1)发展公共卫生人力资源队伍,包括开展多种形式的、有效的教育培训,实现终身学习;建立和完善执业资格、岗位准入、内部考核和分流机制;通过有效的维持和管理,保证人力资源队伍的稳定、高素质和高效率。

（2）发展公共卫生信息系统,包括建设公共卫生信息平台;管理公共卫生信息系统;多部门合作,整合信息系统。

（3）建设公共卫生实验室,发展实验室检测能力。

（4）加强和完善组织机构体系,健全公共卫生体系管理和运行机制。

本项是对公共卫生体系基础结构的建设。公共卫生体系的基础结构是庞大的公共卫生体系的神经中枢,包括人力资源储备和素质、信息系统、组织结构等。公共卫生体系的基础结构稳固,整个公共卫生体系才能统一、高效地行使其基本职能。

（十）研究、发展和实施革新性的公共卫生措施

（1）全面地开展基础性和应用性科学研究,研究公共卫生问题的原因和对策,发展革新性的公共卫生措施,支持公共卫生决策和实践。

（2）传播和转化研究结果,应用于公共卫生实践。

（3）与国内外其他研究机构和高等教育机构保持密切联系,开展合作。这项职能为公共卫生实践和公共卫生体系的可持续发展提供科学支撑。

上述这十项职能的履行又可具体分解为规划、实施、技术支持、评价和质量改善、资源保障（包括人力、物力、技术、信息和资金等）等 5 个关键环节。不同的环节需要不同的部门或机构来承担。

三、卫生体系内部职能

疾病预防控制体系建设研究课题组对我国疾病预防控制机构应承担的公共职能进行了界定,共 7 项职能、25 个类别、78 个内容和 255 个项目。2005 年原卫生部发布施行了《关于疾病预防控制体系建设的若干规定》和《关于卫生监督体系建设的若干规定》,分别明确了疾病预防控制机构和卫生监督机构的职能。这些工作对我国疾病预防控制体系和卫生监督体系的建设具有重要的意义。

公共卫生体系是包括疾病预防控制体系、卫生监督体系、突发公共卫生事件医疗救治体系等在内的一个更大的范畴。首先应该将公共卫生体系作为一个整体来看待,明确其职能,避免体系中的各个成分如疾病预防控制体系、卫生监督体系等各自为政。这样将有助于实现公共卫生体系的全面建设,保证部门间的协调与合作,提高公共卫生体系总体的运作效率。

另外,公共卫生基本职能的履行必须有法律的保障。公共卫生体系的构成、职权职责及其主体都应该是法定的,做到权责统一,并应落实法律问责制。至今为止,我国已颁布了10部与公共卫生有关的法律,如母婴保健法、食品卫生法、职业病防治法、传染病防治法等,以及若干的行政法规和部门规章。虽然这些对我国公共卫生事业的发展起到了重要的保障作用,但是其中没有一部是公共卫生体系的母法,因而无法形成严密的、统一规划设计的、协调一致的法规体系。解决公共卫生问题所需采取的行动远远超出了卫生部门的职权和能力范围,需要政府其他部门以及非政府组织、私营机构等共同参与。因此,制定公共卫生体系的母法,明确公共卫生体系的构成及其所需履行的基本职能,协调体系中各成分体系或机构间相互关系,是当务之急。

第三节　突发公共卫生事件应急处理

近年来,发生了一系列重大突发公共卫生事件,如印度鼠疫风暴、美国炭疽恐怖、英国口蹄疫事件、中国 SARS 疫情以及正在袭击全球越来越多国家的禽流感和甲型 H1N1 型流感疫情等,人们日益认识到突发公共卫生事件对当今社会经济发展的重大影响——突发公共卫生事件正在逐步成为世界各国共同关注的热点问题。

突发公共卫生事件的应对处置能力是指:突发公共卫生事件发生时,能够采取有效措施、及时控制和消除突发公共卫生事件危害的能力。突发公共卫生事件的应对处置能力是疾病预防控制能力的重要组成部分,我国应加强应急处置体系建设和人员的技术培训,做好物资储备,组建精良的应急处置队伍,随时应对突发的公共卫生事件,特别是要充分发挥疾病预防控制体系的作用。

一、突发公共卫生事件概述

(一)突发公共卫生事件的定义与主要危害

1.突发公共卫生事件的定义

我国《突发公共卫生事件应急条例》中规定,突发公共卫生事件是指突然发生,造成或者可能造成社会公众健康严重损害的重大传染病疫情、群体性不明原因疾病、重大食物和职业中毒以及其他严重影响公众健康的事件。

重大传染病疫情,指发生《中华人民共和国传染病防治法》规定的传染病或新的传染病暴发或流行严重的疫情,包括甲类传染病、乙类与丙类传染病暴发或多例死亡、罕见或已消灭的传染病、临床及病原学特点与原有疾病特征明显异常的疾病、新出现传染病的疑似病例等。

群体性不明原因的疾病,指在一定时间内,某个相对集中的区域内同时或者相继出现多个临床表现基本相似患者,但又暂时不能明确诊断的疾病。

重大食物和职业中毒事件,指危害严重的急性食物中毒和职业中毒事件等。

2.突发公共卫生事件的主要危害

突发公共卫生事件不仅给人民的健康和生命造成重大损失,对经济和社会发展也具有重要影响,主要表现在以下几个方面。

(1)损害人类健康:每次严重的突发公共卫生事件都造成众多的人群患病、伤残或死亡。

(2)造成心理伤害:突发公共卫生事件对于全社会所有人的心理都是一种强烈的刺激,必然会导致许多人产生焦虑、神经症和忧虑等精神神经症状。如1988年上海甲肝流行曾造成上海市和其他一些地区人群的恐慌。

(3)造成严重经济损失:一是治疗及相关成本高,如治疗一位传染性非典型性肺炎患者需要数万甚至数十万元;二是政府、社会和个人防疫的直接成本;三是疫情导致的经济活动量下降而造成的经济损失;四是疫情不稳定造成交易成本上升产生的损失。据专家估计,2003年我国传染性非典型性肺炎流行至少造成数千亿元人民币的损失。

(4)国家或地区形象受损及政治影响:突发公共卫生事件的频繁发生或处理不当,可能对国家和地区的形象产生很大的负面影响,也可使医疗卫生等有关单位和政府有关部门产生严重的公共信任危机。严重突发公共卫生事件处理不当可能影响地区或国家的稳定,因此有些发达国家将公共卫生安全和军事安全、信息安全一并列入国家安全体系。

(二)突发公共卫生事件的基本特征

1.突发性和意外性

突发公共卫生事件虽然存在着发生征兆和预警的可能,但往往很难对其作出准确的预警和及时识别。首先,由于突发公共卫生事件发生的时间、地点具有一定的不可预见性,如各种恐怖事件、自然灾害引起的重大疫情、重大食物中毒等,很难预测其发生的时间和地点;其次,突发公共卫生事件的形成常常需要一个过程,开始可能事件的危害程度和范围很小,对其蔓延范围、发展速度、趋势和结局很难预测。例如,自2002年11月开始,我国广东等地发生的传染性非典型性肺炎,疫情开始时很难预测到会波及全国24个省(直辖市、自治区)和世界

32 个国家和地区,演变为特别重大的突发公共卫生事件。

2.群体性或公共性

突发公共卫生事件是一种公共事件,在公共卫生领域发生,危害的不是特定的个体,而是不特定的社会群体,具有公共卫生属性,往往同时波及多人甚至整个工作或生活的群体。如果所发生的突发公共卫生事件是传染病暴发或引起突发公共卫生事件的原因或媒介具有一定普遍性(如食品、疫苗或药物),还可能威胁其他地区。伴随着全球化进程的加快,突发公共卫生事件的发生具有一定的国际互动性。首先,一些重大传染病可以通过交通、旅游、运输等各种渠道在国家与国家之间远距离传播,如传染性非典型性肺炎在中国内地暴发后,不仅在国内传播,而且影响到周边地区和国家;其次,由于突发公共卫生事件影响对象主要是社会公众,政府应对突发公共卫生事件的能力、时效和策略反映了政府对公众的关心程度,也影响到政府的国际声誉。

3.严重性

由于突发公共卫生事件涉及范围大,影响严重,一方面对人们身心健康产生危害,甚至冲击医疗卫生体系本身、威胁医务人员自身健康、破坏医疗基础设施,可在很长时间内对公众心理产生负面影响;另一方面,由于某些突发公共卫生事件涉及社会不同利益群体,敏感性、连带性很强,处理不当可造成社会混乱,对社会稳定和经济发展产生重大影响。

4.复杂性

突发公共卫生事件种类繁多,原因复杂。我国因为地域辽阔,人口众多,自然因素和社会因素复杂,因而突发公共卫生事件发生的原因更是多种多样;其次引起传染病暴发的物质多种多样,全球已登记的引起中毒的化学物质种类超过4 000 万种,对其毒性认识较深刻的仅数千种;第三,有的事件可直接造成人体或财物损害,有的只是潜在的威胁,但可能持续较长时间。有的事件本身还可能是范围更大的突发公共卫生事件的一部分。同类事件的表现形式千差万别,处理也难用同样的模式来界定,很难预测其蔓延范围、发展速度、趋势和结局。

5.阶段性

突发公共卫生事件不论大小都具有周期性,根据其发生、发展的过程可分为四个时期:潜在期即突发公共卫生事件发生前的先兆阶段,若先兆现象处理得好,突发公共卫生事件往往可以避免;暴发期即由于未能对其发生时间和地点进行预测,在先兆期未能识别,导致事件迅速演变,出现暴发的时期;持续发展期即突发公共卫生事件得到控制,但没有得到彻底解决的时期;消除期即突发公共卫生事件经过实施控制措施而得到完全解决的时期。

6.决策的紧迫性和时效性

突发公共卫生事件事发突然、情况紧急、危害严重,如不能采取迅速的处置措施,事件的危害将进一步加剧,造成更大范围的影响。所以,要求在尽可能短的时间内作出决策,采取针对性的措施,将事件的危害控制在最低程度。许多原因不明或特别严重的突发公共卫生事件发生时,由于事发突然、准备不足,使应对和处理工作更为艰难和紧迫。因此,突发公共卫生事件发生后,全力以赴救治患者,迅速调查事件原因,及时采取针对性的处置措施,控制事件的进一步扩大,就成为十分紧迫的任务。调查处理突发公共卫生事件的人员,必须争分夺秒,迅速、全面地开展工作,以求在最短时间内控制事态的发展。

7.处理的综合性和系统性

许多突发公共卫生事件不仅是一个公共卫生问题,还是一个社会问题,需要各有关部门共同协作,甚至全社会都要动员起来参与这项工作。因此,突发公共卫生事件的处理涉及多系统、多部门,政策性很强,必须在政府的领导下综合协调,才能最终控制事态发展,将危害降低到最低程度。

(三)突发公共卫生事件的分类和分级

1.突发公共卫生事件的分类

突发公共卫生事件的分类方法有多种,根据发生原因通常可分为以下几种。

(1)生物病原体所致疾病:主要指病毒、细菌、真菌、寄生虫等病原体导致的传染病区域性暴发、流行;预防接种出现的群体性异常反应;群体性医院感染等。

人类历史上,传染病曾肆虐数千年,造成过世界性巨大灾难,尽管随着科技进步,人类发明了抗生素及疫苗等药物和生物制剂,使传染病有所控制,但是目前传染病的发病率仍占全世界每年总发病率的第一位,原因是多方面的,包括一些已被控制的传染病如结核、疟疾等死灰复燃,卷土重来;一系列新传染病相继出现,如艾滋病、埃博拉病等,对人类构成严重威胁;特别是第一、二次世界大战期间和战后某些帝国主义国家研制烈性生物制剂并用于军事战争,即开展生物战(或细菌战),给人类带来危害和恐慌。

20世纪70年代以来,相继发现了多种新的传染病,许多以暴发流行的形式出现。某些新传染病的危害已为世人所知,最典型的例子莫过于正在全球流行的艾滋病。1992年发现的新型霍乱,已使南亚数十万人发病,并呈世界性流行态势;在非洲出现的埃博拉出血热,其极高的死亡率使世人惊恐,莱姆病已在五大洲数十个国家和地区流行,严重感染者可致残,美国人称之为"第二艾滋病"。

目前,我国面临着工业化、城市化和人口老龄化,公共卫生随之出现许多新问题。有资料显示,全球发现的 32 种新现传染病中,有一半左右已在我国出现。我国乙肝病毒携带者占世界总数的 1/3,结核患者占全世界总数的 1/4,性病发病人数也正在大幅增长。

(2)食物中毒事件:指人摄入了含有生物性、化学性有毒有害物后或把有毒有害物质当作食物食入后出现的非传染性的急性或亚急性疾病,属于食源性疾病的范畴。

我国原卫生部发布的 2008 年全国重大食物中毒的统计数字显示,通过网络直报系统共收到全国食物中毒报告 431 起,中毒 13 095 人,死亡 154 人,涉及 100 人以上的食物中毒 13 起。其中微生物性食物中毒的报告起数和中毒人数最多,分别占总数的 39.91％和 58.00％;有毒动植物食物中毒的死亡人数最多,占总数的 51.95％。引起中毒的主要原因首先是投毒,其次为误食,还有的是因农药使用不合理污染食品而引起,主要涉及农药和鼠药。细菌性食物中毒问题仍然严重。食入有毒动植物中毒致死率高,误食的品种主要为河豚和毒蕈。

(3)有毒有害因素污染造成的群体中毒、死亡:指由于污染所致的中毒,如水体污染、大气污染、放射污染等,波及范围较广。据统计数据估计,全世界每分钟有 28 人死于环境污染,每年有 1 472 万人因此丧命;同时,有毒有害物质污染常常会对后代造成极大的危害。

我国是生产、消费消耗臭氧层物质(ODS)和排放二氧化硫最多的国家,二氧化硫排放量世界第二,国际环境履约面临巨大应激。近几年,我国酸雨污染比较严重,西南、华南等地区更是形成了继欧美之后的世界第三大酸沉降区。对 1993－2008 年的酸雨观测站资料分析显示,近年来我国酸雨区主体位于青藏高原以东,覆盖了华南、江南、西南地区东南部、华中、华东和华北的大部分地区;非酸雨区主要位于我国西北地区中西部、西藏、内蒙古大部和川西地区。2006 年,全国酸雨发生率在 5％以上的区域占国土面积的32.6％,酸雨发生率在 25％以上的区域占国土面积的 15.4％。2008 年酸雨发生面积约 150 万平方千米,与 2007 年相比略有增加。

中国有毒有害因素污染总体范围在扩大、程度在加剧、危害在加重,一方保护,多方破坏,点上治理、面上破坏,边治理、边破坏,治理赶不上破坏速度。日趋严重的环境污染正在影响人民身体健康和社会经济的发展,如北京由于空气污染严重,呼吸道疾病在导致死亡的疾病中排第四位。

(4)自然灾害:主要指地震、洪涝、干旱等自然灾害造成的人员伤亡及疾病流行等,会在顷刻间造成大量生命财产的损失、生产停顿、物质短缺,灾民无家可归,眼见几代人为之奋斗创造的和谐生存条件毁于一旦,几十年辛勤劳动的成果付之东流,产生种种社会问题,并且还会带来严重的、包括社会心理因素在内的诸多公共卫生问题,从而引发多种疾病,特别是传染性疾病的暴发和流行。

由自然灾害引起的公共卫生问题是多方面的。如洪水淹没房屋倒塌所致外伤,破坏生态环境,影响生态平衡,造成疫源地扩散,环境条件恶化,尤其是饮用水严重污染引起肠道传染病暴发流行,食物匮乏导致营养缺乏症及食物中毒,夏、秋季节高温易发生中暑等。

(5)意外事故引起的死亡:煤矿瓦斯爆炸、飞机坠毁等重大生产安全事故让我们感到震惊,一些生活意外事故也在严重威胁着人们的安全。这类事件由于没有事先的准备和预兆,往往会造成巨大的经济损失和人员伤亡。有资料显示,在全球范围内,每年约有 350 万人死于意外伤害事故,约占人类死亡总数的 6%,是除自然死亡以外人类生命与健康的第一杀手。

(6)不明原因引起的群体发病或死亡:指在短时间内,某个相对集中的区域内同时或者相继出现具有共同临床表现的多位患者,且病例不断增加,范围不断扩大,又暂时不能明确原因的疾病。这类事件由于系不明原因所致,通常危害较前几类要严重得多。一来该类事件的原因不明,公众缺乏相应的防护和治疗知识;同时,日常也没有针对该类事件的特定监测预警系统,使得该类事件常常造成严重的后果;此外,由于原因不明,在控制上也有很大的难度。

(7)职业中毒:指职业危害性因素造成的人数众多或者伤亡较重的中毒事件。

(8)"三恐"事件:主要指生物、化学和核辐射恐怖事件。

2.突发公共卫生事件的分级

在《国家突发公共卫生事件应急预案》中,根据突发公共卫生事件性质、危害程度、涉及范围,突发公共卫生事件划分为特别重大(Ⅰ级)、重大(Ⅱ级)、较大(Ⅲ级)和一般(Ⅳ级)四级。在《突发公共卫生事件分级内涵的释义(试行)》中,对不同等级的突发公共卫生事件分级情况给予了详细说明。

(1)分级原则:突发公共卫生事件种类多,其性质和影响的范围以及造成的社会危害也各不相同,因此,采取的控制措施和管理的主体也不尽相同。为了加强突发公共卫生事件的报告和处理,确定突发公共卫生事件的管理主体,体现分级管理、分工责任明确,对突发公共卫生事件进行分级是十分必要的。①危害第一原则:突发公共卫生事件的大小,主要以其对人民的生命、健康、社会和经济发展影响的大小或强弱为主要依据。对于传染病疫情主要以病死率高低、传播性强弱、对社会和经济发展影响大小以及人们对其认识程度为依据。例如,鼠疫虽然具有有效的预防控制手段,但其病死率高,传播力强,危害严重,所以对其标准划分就比较严格;对于传染性非典型性肺炎,虽然病死率不高,但由于是新现传染病,对社会和经济影响巨大,所以发现1例传染性非典型性肺炎病例就定位为较严重的突发公共卫生事件;对于食物中毒主要以中毒人数、影响的人群以及社会影响、经济损失为依据。②区域第二原则:突发公共卫生事件大小的划分是以事件发生的区域为依据,因为事件发生地点不同,影响力也不同。例如,一起鼠疫疫情如果发生在大城市,可能传播快,波及的人数多,容易引起社会恐慌,对社会经济发展影响较大;而鼠疫若发生在偏远地区,由于人口密度小,交通不便,则可能造成的影响小。区域性原则还体现在以事件波及的范围为依据。如果事件涉及两个城市,甚至是两个省(自治区、直辖市),一方面说明事件有扩散趋势,需要引起重视;另一方面处理跨地区突发事件需要更高一层的政府部门进行协调,增大了应急指挥的难度。③行政区划第三原则:我国现行的行政管理体制分为国家、省、地、县四级,为了明确每一行政级别在突发公共卫生事件应急反应中的职责,强调应急处理统一领导和分级负责的原则,将突发公共卫生事件也相应分为四级。

(2)级别:突发公共事件划分为四级,由低到高划分为一般(Ⅳ级)、较大(Ⅲ级)、重大(Ⅱ级)和特别重大(Ⅰ级)四个级别。与之相对应,依据突发公共事件造成的危害程度、发展情况和紧迫性等因素,由低到高划分为一般(Ⅳ级)、较重(Ⅲ级)、严重(Ⅱ级)和特别严重(Ⅰ级)四个预警级别,并依次采用蓝色、黄色、橙色和红色来表示。①特别严重突发公共卫生事件(Ⅰ级):肺鼠疫、肺炭疽在大、中城市发生,或人口稀少和交通不便地区,1个县(区)域内在一个平均潜伏期内发病10例及以上,疫情波及2个及以上的县(区);传染性非典型性肺炎疫情波及2个及以上省份,并有继续扩散的趋势;群体性不明原因疾病,同时涉及多个省份,并有扩散趋势,造成重大影响;发生新传染病,或我国尚未发现的传染病发生或传入,并有扩散趋势,或发现我国已消灭传染病;动物间发生传染病暴发或流行,人间疫情有向其他省份扩散的趋势,或波及2个及以上省份;一次放射事故中度放射损伤人数50人以上,或重度放射损伤人数10人以上,或极重度放射损伤人数5人以上;国务院卫生行政主管部门认定的其他特别严重突发公共卫生事件。②严重突发公共卫生事件(Ⅱ级):在边远、地广人稀、交通不便地区发生肺鼠疫、肺炭疽病例,疫情波及2个及以上乡(镇),一个平均潜伏期内发病 5 例及以上,并在其他地区出现肺鼠疫、肺炭疽病例;发生传染性非典型性肺炎续发病例,或疫情波及 2 个及以上地(市);腺鼠疫发生流行,流行范围波及 2 个及以上县(区),在一个平均潜伏期内多点连续发病 20 例及以上;霍乱在一个地(市)范围内流行,1 周内发病 30 例及以上,或疫情波及 2 个及以上地市,1 周内发病 50 例及以上;乙类、丙类传染病疫情波及 2 个及以上县(区),一周内发病水平超过前 5 年同期平均发病水平 2 倍以上;我国尚未发现的传染病发生或传入,尚未造成扩散;动物间发生传染病暴发或流行,人间疫情局部扩散,或出现二代病例;发生群体性不明原因疾病,扩散到县(区)以外的地区;预防接种或学生预防性服药出现人员死亡;一次食物中毒人数超过 100 人并出现死亡病例,或出现 10 例及以上死亡病例;一次发生急性职业中毒 50 人以上,或死亡 5 人及以上;一次放射事故超剂量照射人数 100 人以上,或轻度放射损伤人数 20 人以上,或中度放射损伤人数 3～50 人,或重度放射损伤人数 3～10 人,或极重度放射损伤人数 3～5 人;鼠疫、炭疽、传染性非典型性肺炎、艾滋病、霍乱、脊髓灰质炎等菌种丢失;省级以上人民政府卫生行政主管部门认定的其他严重突发公共卫生事件。③较重突发公共卫生事件(Ⅲ级):在边远、地广人稀、交通不便的局部地区发生肺鼠疫、肺炭疽病例,流行范围在一个乡(镇)以内,一个平均潜伏期内病例数未超过 5 例;发生传染性非典型性肺炎病例;霍乱在县(区)域内发生,1 周内发病 10～30 例,或疫情波及 2 个及以上县,或地级以上城市的市区首次发生;一周内在一个县(区)域内乙、丙类传染病发病水平超过前 5 年同期平均发病水平 1 倍以上;动物间发生传染病暴发或流行,出现人间病例;在一个县(区)域内发现群体性不明原因疾病;一次食物中毒人数超过 100 人,或出现死亡病例;预防接种或学生预防性服药出现群体心因性反应或不良反应;一次发生急性职业中毒 10～50 人,或死亡 5 人以下;一次放射事故超剂量照射人数 51～100 人,或轻度放射损伤人数 11～20 人;地市级以上人民政府卫生行政主管部门认定的其他较重突发公共卫生事件。④一般突发公共卫生事件(Ⅳ级):腺鼠疫在县(区)域内发生,一个平均潜伏期内病例数未超过 20 例;霍乱在县(区)域内发生,1 周内发病 10 例以下;动物间发生传染病暴发或流行,未出现人间病例;一次食物中毒人数 30～100 人,无死亡病例报告;一次发生急性职业中毒 10 人以下,未出现死亡;一次放射事故超剂量照射人数 10～50 人,或轻度放射损伤人数 3～10 人;县级以上人民政府卫生行政主管部门认定的其他一般突发公共卫生事件。

(3)判定部门对突发公共卫生事件的处理如下。①特别严重突发公共卫生事件:由国务院卫生行政部门组织国家级突发公共卫生专家评估和咨询委员会,会同省级专家对突发公共卫生事件的性质以及发展趋势进行评估确定。②严重突发公共卫生事件:由国务院卫生行政部门会同省级卫生行政部门,组织突发公共卫生专家评估和咨询委员会对突发公共卫生事件发生情况、突发公共卫生事件的性质以及发展趋势进行评估确定。③较重突发公共卫生事件:由省级卫生行政部门会同地市级卫生行政部门,组织突发公共卫生专家评估和咨询委员会对突发公共卫生事件调查情况、突发公共卫生事件的性质以及发展趋势进行评估确定。④一般突发公共卫生事件:由地市级卫生行政部门会同县级卫生行政部门组织突发公共卫生专家评估和咨询委员会对突发公共卫生事件调查情况、突发公共卫生事件的性质以及发展趋势进行评估确定。

二、突发公共卫生事件的应急处理

(一)突发公共卫生事件的预警、监测和报告

1.突发公共卫生事件的形成因素

突发公共卫生事件的发生是不以人的意志为转移的客观现象。突发公共卫生事件的发生具有必然性和偶然性。其必然性是指随着经济全球化和知识经济的到来,国际旅行与全球商务活动的日益频繁,大大增加了传染病跨国传染与流行的机会;同时,食品安全性问题的应对、烟草、武器、有毒废弃物及威胁健康商品的贸易、战争的增加等,使各种各样的公共卫生事件随时可能在人们无法预料的时候发生和肆虐。突发公共卫生事件的出现似乎不可避免,而且其在什么时间出现、以什么样的方式出现、出现什么样的事件、出现在什么地方,都是人们无法预测和认知的,这就是它的偶然性。

从全球来看,整个公共卫生的形势是严峻的。国际上带有政治目的的核生化恐怖事件正在威胁着人类的安全。没有哪一个国家可以完全逃避传染病的危害,也没有哪一个国家可以号称在传染病面前高枕无忧。造成传染病流行的因素很多,如抗生素广泛应用致使耐药株、变异株引起传统传染病的再度暴发和流行;由于开垦荒地、砍伐森林、修建水坝等人类活动,造成居住环境改变,自然和生态环境恶化,引起传染病的发生和传播;全球性气候变暖,有利于一些病原微生物的生长和繁殖,造成一些传染病发生跨地区传播,尤其是扩大了虫媒传染病的疫区范围;人类生活方式和社会行为改变,助长了传染病的传播;人群易感性高,为传染病暴发或流行创造了条件;经济一体化、全球化、现代交通及大量人员和物质的流动对传染病的防治提出了新的挑战,原本局限于某一国家和地区的疾病可能向全球扩散,传染病的传播速度大大加快;由于人口老龄化、免疫抑制

剂的使用等因素,使免疫受损人群的增多。中国社会正处于大规模城市化转型期,人口密集和人员流动是传染病流行的温床。

2.突发公共卫生事件的预警与监测

(1)建立突发公共卫生事件的预警系统。①预警系统的背景:预警的概念起源于欧洲,是为了避免或降低随着工业的飞速发展导致对环境和人类健康产生危害而提出的方法,第一次是在1984年关于保护北海的国际会议上提出的。预警系统一般由5大部分组成,包括信息系统、预警评价指标体系、预警评价与推断系统、报警系统和预警防范措施。②建立预警参数:中国疾病预防控制中心对传染病监测、疾病和症状监测、卫生监测、实验室监测等各类资料进行科学分析,综合评估,建立预警基线,提出预警参数。③预警报告:中国疾病预防控制中心根据预警参数,对国内、外各种突发事件和可能发生突发事件的潜在隐患作出早期预测,提出预警报告,按照规定时限和程序报告国务院卫生行政部门。国务院卫生行政部门接到预警报告后,适时发出预警。

(2)监测体系的建设原则如下。①时效性和敏感性:以初次报告要快,进程报告要新,总结报告要全为原则,加强突发事件报告的时效性和敏感性。②标准性和规范性:突发事件报告内容尽量采用数字化,以利于统计分析。系统采用的信息分类编码、网络通信协议和数据接口等技术标准,应严格按照国家有关标准或行业规范。③安全性和保密性:建立安全保障体系,采用先进的软、硬件技术,实现网络的传输安全、数据安全、接口安全。④开放性和扩充性:立足于长远发展,选用开放系统。采用模块化和结构化设计并保留足够的接口,使之具有较大的扩充性。⑤综合性:突发公共卫生事件的监测比较复杂,既包括对具体的暴发事件的监测,也含有对引起或影响突发事件发生的自然、社会、生态等潜在危险因素的监测。因此,监测体系建设需综合性。

(3)我国的监测体系:我国1991年建立了传染病重大疫情报告系统,其报告的方式是医院内的首诊医师填写传染病报告卡,并邮寄到辖区内的县级疾病预防控制机构,由县级疾病预防控制机构形成报表通过计算机网络逐级报告,报告的内容只是病例的总数,没有传染病病例的个案资料。2003年,传染性非典型性肺炎疫情发生后,疫情报告突破了传统的报告方式,实现了传染病疫情的个案化管理和网络化直报,首次实现了传染病疫情的医院直报,保证了传染病疫情报告的准确性、实效性。与此同时,建立了全国疾病监测系统,在31个省(自治区、直辖市)建立了145个监测点,监测内容主要包括传染病疫情、死因构成等。此外,我国还根据部分传染病防治需要相继建立了多个专病监测系统,如计划免疫监测系统(麻疹)、艾滋病监测系统、性病监测系统、结核病监测系统、鼠疫监测系统等;同时,还建立了一些公共卫生监测哨点,如 13 省、市的食源性疾病的监测网络、饮水卫生的监测网络等。

3.突发公共卫生事件的报告和通报

(1)突发事件的报告:国务院卫生行政部门制定突发事件应急报告规范,建立重大、紧急疫情报告系统。

突发事件的责任报告单位和责任报告人:①县级以上各级人民政府卫生行政部门指定的突发事件监测机构;②各级各类医疗卫生机构;③卫生行政部门;④县级以上地方人民政府;⑤有关单位,主要包括突发事件发生单位、与群众健康和卫生保健工作有密切关系的机构或单位,如检验检疫机构、环境保护监测机构和药品监督检验机构等;⑥执行职务的各级各类医疗卫生机构的医疗保健人员、疾病预防控制机构工作人员、个体开业医师等为责任报告人。

突发事件的报告时限和程序:①突发事件监测报告机构、医疗卫生机构和有关单位应当在 2 小时内向所在地县级人民政府卫生行政管理部门报告;②接到报告的卫生行政部门应当在 2 小时内向本级人民政府报告,并同时向上级人民政府卫生行政部门和卫生部报告;③县级人民政府应当在接到报告后 2 小时内向对应的市级人民政府或上一级人民政府报告;④市级人民政府应当在接到报告后 2 小时内向省(自治区、直辖市)人民政府报告;⑤省(自治区、直辖市)人民政府在接到报告的 1 小时内,向国务院卫生行政部门报告;⑥卫生部对可能造成重大社会影响的突发事件,应当立即向国务院报告。

国家建立突发事件的举报制度,任何单位和个人有权向各级人民政府及其有关部门报告突发事件隐患,有权向上级政府及其有关部门举报地方人民政府及其有关部门不履行突发事件应急处理职责,或者不按照规定履行职责情况。

(2)突发事件的通报:国务院卫生行政部门及时向国务院有关部门和各省(自治区、直辖市)人民政府卫生行政部门以及军队有关部门通报突发事件的情况;突发事件发生地的省(自治区、直辖市)人民政府卫生行政部门,应当及时向毗邻省(自治区、直辖市)人民政府卫生行政部门通报;接到通报的省(自治区、直辖市)人民政府卫生行政部门,必要时应当及时通知本行政区域内的医疗卫生机构;县级以上地方人民政府有关部门,已经发生或者发现可能引起突发事件的情形时,应当及时向同级人民政府卫生行政部门通报。

(3)信息发布。①发布部门:国务院卫生行政部门或授权的省(自治区、直辖市)人民政府卫生行政部门要及时向社会发布突发事件的信息或公告。②发布内容:突发事件性质、原因;突发事件发生地及范围;突发事件人员的发病、伤亡及涉及的人员范围;突发事件处理和控制情况;突发事件发生地的解除。

(二)突发公共卫生事件现场应急处理

快速反应是应对处置突发公共卫生事件的关键所在。在事件发生后,应立即成立应急指挥部,统一指挥和协调社会各部门各负其责地投入到预防和控制事件的扩大蔓延及救治受害公众的工作中。同时,要采取果断措施快速处理突发公共卫生事件所造成的危害,彻底预防和控制进一步蔓延,最大限度地避免和减少人员伤亡、财产损失,降低社会影响,尽快恢复社会秩序,维护公众生命、财产安全,维护国家安全和利益。

1.医疗救护

(1)突发公共卫生事件医学应急救援中的分级救治体系:对于突发公共卫生事件的应急医学救援大体可分为三级救治:第一级为现场抢救;第二级为早期救治;第三级为专科治疗。

一级医疗救治:又称为现场抢救,主要任务是迅速发现和救出伤员,对伤员进行一级分类诊断,抢救需紧急处理的危重伤员。抢救小组(医务人员为主)进入现场后,搜寻和发现伤员,指导自救互救,在伤员负伤地点或其附近实施最初的救治,包括临时止血、伤口包扎、骨折固定、搬运,预防和缓解窒息、简单的防治休克、解毒以及其他对症急救处置措施。首先要确保伤员呼吸道通畅,同时填写登记表,然后将伤员搬运出危险区,就近分点集中,再后送至现场医疗站和专科医院。具体职责有:①初步确定人员的受伤方式和类型,对需要紧急处理的危重伤员立即进行紧急处理;对可延迟处理者经自救互救和初步去污后尽快撤离事故现场,到临时分类站接受医学检查和处理。②设立临时分类站,初步估计现场人员的受污剂量,并进行初步分类诊断,必要时酌情给予相应药物,如对于受到放射伤害的现场人员时给予稳定性碘或抗辐射药物。③对人员进行体表污染检查和初步去污处理,防止污染扩散。④初步判断伤员有无体内污染,必要时及早采取阻吸收和促排措施。⑤收集、留取可估计受污剂量的物品和生物样品。⑥填写伤员登记表,根据初步分类诊断,确定就地观察治疗或后送,对临床症状轻微、血象无明显变化的可在一级医疗单位处理;临床症状较重、血象变化较明显的以及一级医疗单位不能处理的应迅速组织转送到二级医疗救治单位;伤情严重,暂时不宜后送的可继续就地抢救,待伤情稳定后及时后送;伤情严重或诊断困难的,在条件允许下可由专人直接后送到三级医疗救治单位。

二级医疗救治:又称为早期救治或就地救治,在现场医疗站对现场送来的伤员进行早期处理,检伤分类。主要任务是对中度和中度以下急性中毒患者、复合伤伤员、有明显体表和体内污染的人员进行确定诊断与治疗;对中度以上中毒或受照的伤员进行二级分类诊断,并将重度和重度以上中毒和复合伤伤员以及难以确诊和处理的伤员,在条件允许下尽早后送到三级医疗救治单位。具体职责范围:①收治中度和中度以下急性中毒、复合伤、放射性核素内污染人员和严重的常规损伤人员,对其中有危及生命征象的伤员继续抢救;②对体表沾污者进行详细的监测并进行进一步去污处理,对污染伤口采取相应的处理措施;③对体内污染的人员初步确定污染物的种类、污染水平以及全身或主要器官的中毒或受照剂量,及时采取相应的医学处理措施,污染严重或难以处理的伤员及时转送到三级医疗救治单位;④详细记录病史,全面系统检查,进一步确定人员受照剂量和损伤程度,并进行二次分类诊断,将重度以上急性中毒、复合伤患者送到三级医疗救治机构治疗,暂时不宜后送者可就地观察和治疗,伤情难以判定的可请有关专家会诊后及时后送;⑤必要时对一级医疗机构给以支援和指导。

三级医疗救治:又称为专科治疗,由国家指定的具有各类伤害治疗专科医治能力的综合医院负责实施。主要任务是收治重度和重度以上的急性中毒和严重污染伤员,进一步作出明确的诊断,并给予良好的专科治疗。继续全面抗休克和全身性抗感染;预防创伤后肾衰竭、急性呼吸窘迫综合征、多器官功能障碍综合征等并发症,对已发生的内脏并发症进行综合治疗,酌情开展辅助通气,心、肺、脑复苏等,直至伤员治愈。有些伤员治愈后留下残疾,尚需做进一步康复治疗。具体职责范围是:①对不同类型、不同程度的中毒、放射损伤和复合伤作出确定性诊断,并进行专科医学救治。②对有严重体内、伤口、体表污染的人员进行全面检查,确定污染物成分和污染水平,估算出人员的受污剂量,并进行全面、有效的医学处理。③必要时,派出有经验的专家队伍对一、二级医疗单位给予支援和指导。

(2)分级救治工作的基本要求:根据分级救治的特点,必须正确处理伤病员完整性治疗与分级救治、后送与治疗的关系。为此,应遵循下列基本要求。①及时、合理,力争早日治愈:伤病救治是否及时合理,要从伤病病理过程进行判断。大出血、窒息可因迟延数分钟而死亡,应提早数分钟而得救,其及时性表现在几分钟之间。这就要求分秒必争,竭尽全力地组织抢救。对大多数伤员来说,及时性的标准是伤后12小时内得到清创处理。伤后至接受手术的时间长短,对病死率有明显影响。为此,必须做到快抢、快救、快送,迅速搬下和后送伤员。②前、后继承,确保救治质量:为了保证分级救治的质量,还必须从组织上使各级救治工作前、后继承地进行,做到整个救治工作不中断,各级救治不重复。前一级要为后一级救治做好准备,创造条件,争取时间;后一级要在前一级救治的基础上,补充或采取新的救治措施,使救治措施前后紧密衔接,逐步扩大与完善。为实现上述要求,首先要加强急救医学训练,对突发公共卫生事件发生时伤病发生发展规律、救治的理论和处理原则要有统一的认识,保证工作上步调一致;其次要求各级救治机构树立整体观念,认真遵守上级规定的救治原则,正确执行本级的救治范围;最后,要按规定填写统一格式的医疗文件,为前、后继承救治提供依据。

③相辅相成,医疗与后送相结合:要实现分级救治,使伤病员获得完整救治。从伤病员转归来说,医疗是主导的,后送是辅助的,为了彻底治愈伤病员,必须实行积极的医疗,尤其对需要紧急拯救生命的伤病员。后送只是为了医疗,如果离开了医疗工作,后送就失去了意义。因此从整体上讲,医疗应当是医疗后送工作的主导方面。但在伤员获得确定性治疗之前,医疗的目的之一是为了保证伤病员安全后送。而具体在特定环境和条件下时,有可能后送问题突出,这时后送便成为主要方面。如当某一救治机构内伤病员过多而又无力为他们全部进行必要的救治时,必须想方设法地将伤病员送到有条件处理的救治机构,否则会对伤病员的救治带来不利影响,甚至造成不应有的死亡和残疾。为实现上述要求,要因时、因地制宜,不能墨守成规。只有及时正确的把医疗与后送有机结合起来,才有可能把在医疗后送线上纵深配置的救治机构连接起来,使伤病员在不断地后送中,逐步得到完善的医疗。

2.现场流行病学调查

尽快开展现场流行病学调查,有利于判断突发公共卫生事件的源头,其中以传染性疾病的流行病学调查尤为重要。流行病学调查人员应沿消毒通道按规定对现场人员进行调查登记,调查内容为可疑物品来源、性状、接触人员、污染范围等,并确定小隔离圈,设置明显标志(拉警戒线),实施封锁。

(1)本底资料的调查:主要有以下几个方面。自然地理资料,主要是地形、气候、水文、土壤和植被以及动物等;经济地理资料,主要是地方行政、居民情况、工农业生产、交通运输状况等,尤其是注意突发公共卫生事件发生地放射源、化工生产、生物制品和相关领域的研究单位等;医学地理资料,主要是卫生行政组织、医疗卫生实力、医学教育、药材供应以及卫生状况等;主要疾病流行概况包括烈性传染病、自然疫源性疾病、虫媒传染病、呼吸道疾病、肠道传染病等;昆虫包括与疾病有关的蚊、蝇、蚤、蜱、螨等;动物包括啮齿动物、食虫动物的种类分布、季节消长等资料。

(2)现场可疑迹象调查:首先应迅速了解污染程度与范围以及人员受污剂量的大小,将监测结果和判定结果及时报告给上级应急领导小组,为采取医学急救和应急防护措施提供重要依据;其次要采集现场食品、饮用水、土壤和空气标本,鉴定可疑与事件发生相关的物品及其迹象;第三要了解现场地理位置及环境条件,追访目击者,询问附近人员,了解发现可疑情况及前后经过。根据当地医学动物本底,采集可疑动物标本,调查现场动物分布。

当有疫情发生或伤亡人员数量较多时,应进一步开展现场污染样品和人员体内污染的实验室测量分析,尽可能多地提供有关毒物及放射性物质数据及初步监测结果,以确定是否需要采取进一步的干预措施。需要调查的内容很多,除了需了解疫情或疾病发展趋势,调查可能扩散的原因,迅速作出初步临床诊断结果,指导防疫、治疗和病原学的特异性检测外,更困难的是判断患者发病与突发公共卫生事件的关系。

(3)事件中、后期调查:事件中期的调查应从早期已经开展的人员、地面和水体等周围环境污染巡测基础上,进一步增大调查地域范围,提升详细程度,并要采集水、食物、空气样品等,测定污染水平,掌握毒物的污染程度及变化趋势。

事件后期对表面污染、空气污染及环境物质进行必要补充测量,特别要对道路、建筑物、动物、土壤和周围环境设施进行污染水平监测,确定整个事件中所发生的污染水平和范围,为后期决策提供依据。

3.现场的洗消处理

现场洗消是突发公共卫生事件应急中的重要环节,应及时开展。对直接受事件影响的人员加以保护,恢复环境和公众的生活条件。开展恢复活动主要包括:

(1)环境监测和巡测:对污染事故造成的环境污染,继续进行不间断的环境监测和巡测,对可能被污染的各类食品和环境物质样品进行分析。受污染的食物和水做适当处理后方可食用,或从别处调运未受污染的食物和水供应公众。估算事故受污人员的个人和群体剂量,对事故定性定级。

(2)对事件现场分区,管制污染区进出通道:在应急干预的情况下,为了便于迅速组织有效的应急响应行动,以最大限度地降低突发公共卫生事件可能产生的影响,应尽快将事件现场进行分区管理。专家咨询组根据现场侦检和流行病学调查结果,对突发公共卫生事件性质、区域、污染物性质及污染程度进行分析,向应急指挥部报告分析结果,由指挥部确定突发公共卫生事件性质、区域,将事件现场划分为控制区、监督区和非限制区。

控制区是事故污染现场中心地域,用红线将其与以外的区域分隔开来。在此区域内,救援人员必须身着防护装备以避免被污染或受照射;监督区是控制区以外的区域,以黄色线将其与以外的区域分隔开来,此线也称为洗消线,所有出此区域的人必须在此线上进行洗消处理。在此区域内的人员要穿戴适当的防护装备,避免污染,并在分界处设立警示标识;非限制区是监督区以外的区域,伤员的现场抢救治疗、指挥机构等均设在此区。

另一方面,还要准确地划定污染区与疫区。污染区是指有害因子在地面通过空气运动(风)扩散而形成的对人有害的区域,或是携带有害因子的媒介生物的分布及其活动的区域。疫区是指当突发公共卫生事件为传染病流行,患者(包括病畜)和密切接触者在发病前后居住和活动的场所。限制人员出入污染区及在局部地区建筑物内居住。工作人员在不离开工作岗位的情况下,由个人单独或相互之间进行,主要是对暴露皮肤及个人用具或必须使用的装备进行紧急处理。

(3)区域环境现场去污与恢复:应急去污洗消小组赶赴事故现场对道路、建筑物、人员、车辆等受污染的场所与物品进行去污洗消,切断污染和扩散渠道。在监督区与非限制区交界处,设立污染洗消站。洗消站配备监测仪、洗消液等去除污染设备和用品。污染人员在后送救治前需经初步去污处理,运出控制区和监督区的被污染物品需经去污处理和检测后方可运出,避免二次污染。去污过程中产生的固体废物和废水,应妥善收集处理,以防进一步扩大污染。

在制订污染区的洗消计划时应考虑多种因素,包括事件对人群健康和生态环境的潜在影响、污染是否会导致长期影响、污染有无扩散的可能、污染对公众心理的影响、环境监测和评价标准、有无跨行政区域甚至跨境的影响、技术与资源的储备情况、人力和财力等,其中最重要的是要根据所发生事故的特性,环境条件和公众居住、膳食情况,确定恰当的环境去污方法,消除物质、人员外表面和环境中的污染物;将非固定性污染固定,以避免其扩散;用水泥、土壤等覆盖,或用深耕法将污染的表层土翻到地下深处。

应尤其注意对有害生物、化学毒物、放射性材料等污染源的处理,至少使其重新得到有效控制。高放射性废物必须送放射废物库储存;低中水平放射性固体可浅地层处置,对含有腐烂物质、生物的、致病性的、传染性的细菌或病毒的物质,自燃或易爆物质,燃点或闪点接近环境温度的有机易燃物质,其废物不得浅地层处置。

(4)事件中、后期的处置:对污染的水和食物实施控制是事故中、后期(特别是后期)针对食入途径采取的防护措施,用于控制和减少因食入污染的水和食物产生的损伤。通过采样检测可疑区域中各种食物和饮用水的各种生物、化学毒剂及放射性核素水平,决定是否对食品和饮用水进行控制。原则上,所有受到污染的食品应当禁止食用,并集中销毁。相对于食物而言,饮用水更容易被染毒,针对毒剂和放射性物质类型,采取针对性的检测和消毒措施,包括通过适当的水处理(混凝、沉淀、过滤及离子交换等方法)降低水中毒剂的含量、禁止使用污染的水源以及尽可能提供不受污染的水等。严禁将污染的水或食物与无污染的水或食物混合以稀释水或食物的污染水平,即便混合后的水或食物的污染水平低于相应的限制标准,也不能接受。

(5)人员撤离时的洗消处理:在突发公共卫生事件现场应急处置结束后,污染的人员、车辆、装备、服装等进行统一彻底的洗消,一般在划定的洗消场地进行。洗消站通常由人员洗消场、装备洗消场和服装洗消场组成:人员洗消场设有脱衣处、洗消处、穿衣处、伤员包扎处和检查处;装备洗消场设有装备洗消处、精密器材洗消处和重复洗消处;服装洗消场设有服装、装备和防护器材等消毒处或洗消处。3个洗消处均应严格划分清洁区和污染区,污染区在清洁区的下风向,场所外设置安全警戒线,一般应距洗消场 500～1 000 m,警戒线处需设置专门岗哨。

(6)洗消行动的技术评估和持续监测:要对整个洗消过程中所用技术进行评估,行动中使用的技术和技术手段的性能要能够达到行动目标。要有良好的支持系统,保证供给,对职业人员和公众的安全风险符合要求,对于环境的影响小,符合审查、管理要求以及公众能够接受等。

为了确保污染现场经处置后仍旧可能遗留在现场的污染物不会给环境和人类带来不良后果,最常用的后续行动手段是监测,包括对工程屏障的稳定性的长期监测、污染现场及其下风向、下游区域内环境指标的监测、防护体系的维护、防止侵扰、许可管理的延续、监控的审查与管理、行动和后续行动资料的管理等。

4.突发公共卫生事件处置中的安全防护

突发公共卫生事件处置时的安全防护是指用物理手段阻止有害因子及其传播媒介对人体的侵袭,防止有害因子通过呼吸道或皮肤、黏膜侵入人体,免受污染或感染的措施。可分为处置时的个人防护、医院病房或隔离区防护和实验室防护等不同层次。

个人防护装备(PPE)分成三个级别:①一级防护,穿工作服、隔离衣、戴12～

16 层纱布口罩;②二级防护,穿工作服、外罩一件隔离衣,戴防护帽和符合 N95 或 FFP2 标准的防护口罩,戴乳胶手套和鞋套,必要时戴护目镜,尽量遮盖暴露皮肤、口鼻等部位;③三级防护,在二级防护的基础上,将隔离衣改为标准的防护服,将口罩、护目镜改为全面呼吸型面罩。生物防护措施主要针对两个方面,一是对气溶胶的防护,二是对媒介昆虫的防护。在生化防护中,如有相应疫苗或药物储备,可紧急接种疫苗或预防性服药,化学防护可着防毒服;在放射医学防护中,除使用铅制屏障外,还可服用稳定性碘,配备能报警的探测仪器、个人剂量仪。

对有可能对其他人造成威胁的患者或感染者应在有良好防护设施的病房或区域进行治疗或隔离,如高致病性传染病患者应在负压病房中进行治疗,放射损伤患者应在专科医院或综合性医院进行相应的专科进行治疗。

针对危险因子的实验操作具有高风险性,预防实验室污染或感染是突发公共卫生事件处置工作的重要一环。实验室安全相关的工作理应该贯穿于实验的整个过程,从取样开始到所有潜在危险的材料被处理,应努力做好危害评估工作,在有适当安全防护的实验室开展监测、检验工作,尽量减少实验室感染和污染环境的危险。感染性物质的运输要遵循国家《可感染人类的高致病性病原微生物菌(毒)种或样本运输管理规定》的要求。

5.社会动员

社会动员指通过一定的手段,调动社会现有的和潜在的卫生资源,将满足社会民众需求的社会目标转化为社会成员广泛参与的社会行动的一个实践过程。其特点是要在特定环境中应用,在一定范围内开展,有系统地实施。为充分进行社会动员:

(1)处理好公共关系:是使自己与公众相互了解和相互适应的一种活动或职能,由社会组织(公共关系机构及其成员)、公众和传播三个要素构成。在突发公共卫生事件中要处理好三者的关系,充分利用三者之间的相互作用。

(2)利用好传播媒介:传播媒介指信息的传播所依附的物质载体。在突发公共卫生事件发生时要充分利用好人体媒介、印刷媒介、电子媒介、户外媒介、实物媒介等,及时发布公共信息,维护社会稳定。

(3)处理好医患关系:在突发公共卫生事件发生时,医患关系尤为突出,涉及技术因素、经济因素、伦理因素和法律因素等。要以主动-被动模式、指导-合作模式和相互参与模式相结合的方式,使医、患双方的共同利益得到满足。

(4)发挥民间社会的作用:民间社会指在政府和企业以外的、以民间组织为主要载体的民间关系总和。随着社会的发展,民间社会能弥补当地政府失灵和市场失灵时的缺陷,促进社会各界的共同参与。民间社会参与公共事务有其合法性、可及性和有效性。在突发公共卫生事件发生时要充分发挥民间社会的作用,共同参与突发公共卫生事件的应对处置工作。

6.心理干预

在发生突发公共卫生事件时,要关注人群在身体、心理、社会适应三个层面上的健康状况,及时恢复社会秩序,防止和减轻事件对社会心理的影响。应急组织和当地政府应重视舆论导向,统一发布和传播真实信息,及时通报处理措施和结果预测等,既不夸大也不隐瞒,使公众对信息感到真实、可信;邀请有关代表或个人参加环境和食品等监测、剂量估算及防护措施的实施等,使公众了解实情,增强信心;组织专门的危机心理干预队伍进行及时、有效的心理干预,有效的预防和处理心理应激损伤。

在实际工作中,精神病学临床医师要通过心理与环境(自然环境和社会环境,特别是社会环境)的统一性、心理活动自身的完整性和协调性、个性的相对稳定性对一个人是否具有精神障碍进行判断;并综合判断心理异常发生的频度、异常心理的持续时间和严重性,从而进行危机干预。通过媒体宣传、集体晤谈和治疗性干预等心理干预方式,针对不同人群进行危机干预,使心理危机的症状立刻得到缓解和持久的消失,使心理功能恢复到危机前水平,并获得新的应对技能。心理干预的目标是积极预防、及时控制和减轻突发公共卫生事件的心理社会危机,促进心理健康重建,维护社会稳定,保障公众的心理健康。

第四节　公共卫生监督体系

卫生监督体系是公共卫生体系的重要组成部分,是执行国家卫生法律法规,维护公共卫生秩序和医疗服务秩序,保护人民群众健康,促进经济社会协调发展的重要保证。

一、卫生监督体系基本概况

(一)卫生监督在公共卫生中的定位

根据世界卫生组织对公共卫生的定义,公共卫生是一门通过有组织的社会活动来预防疾病、延长寿命和促进心理和躯体健康,并能发挥更大潜能的科学和艺术,其范围包括环境卫生、控制传染病、进行个体健康教育,组织医护人员对疾病进行早期诊断和治疗,发展社会体制,保证每个人都享有足以维持健康的生活水平和实现其健康地出生和长寿。

世界卫生组织利用特尔斐方法进行的研究,将公共卫生的功能概括为以下9个方面:①预防、监测和控制传染性和非传染性疾病;②监测人群健康状况;③健康促进;④职业卫生;⑤保护环境;⑥公共卫生立法;⑦公共卫生管理;⑧特殊公共卫生服务;⑨高危人群和脆弱人群卫生服务。

在《WTO 与公共卫生协议案》中,将公共卫生分为 8 大类:①传染病的控制;②食品的安全;③烟草的控制;④药品和疫苗的可得性;⑤环境卫生;⑥健康教育与促进;⑦食品保障与营养;⑧卫生服务。

世界卫生组织总干事陈冯富珍女士曾在演讲中谈到公共卫生的三个重要原则:一是公共卫生最首要的职责在于保护人群的健康,使其免受任何健康危害。如保证药品质量和保证食物、饮用水和血液制品的安全等;二是公共卫生最重要的道德准则是公平;三是公共卫生最强大的功能在于预防,公共卫生是为了寻找疾病的原因从而保护人民大众的健康。

根据上述世界卫生组织对公共卫生的定义、功能以及原则的阐述可知,公共卫生的内涵极其丰富,外延非常广泛。公共卫生是一个由环境卫生、职业卫生、食品安全、药品安全、传染病控制、健康教育和卫生服务等一系列内容组成的综合体系。

卫生监督是指卫生行政部门执行国家卫生法律、法规,维护公共卫生和医疗服务秩序,保护人民群众健康及其相关权益,对特定的公民、法人和其他组织所采取的能直接产生法律效果的卫生行政执法行为,是维护正常公共卫生秩序和医疗服务秩序的重要保障。根据中编办《关于调整卫生部有关机构编制的批复》和《关于卫生监督体系建设的若干规定》(卫生部 39 号令),卫生监督的主要职责包括依法监督管理食品、化妆品、消毒产品、生活饮用水及涉及饮用水卫生安全产品;依法监督管理公共场所、职业、放射、学校卫生等工作;依法监督传染病防治工作;依法监督医疗机构和采供血机构及其执业人员的执业活动,整顿和规范医疗服务市场,打击非法行医和非法采供血行为;承担法律法规规定的其他职责。卫生监督一方面包括食品、职业、放射、环境、学校等公共卫生监督管理职责;另一方面包括传染病防治监督、医疗机构和采供血机构执业活动监督等医疗卫生监督职责。卫生监督工作是党和政府的卫生事业中不可缺少的重要组成部分,卫生监督体系是整个卫生体系、更是公共卫生体系的重要组成部分。

(二)卫生监督体制改革的回顾

卫生监督是政府卫生工作的重要组成部分。长期以来,卫生监督在保障人民健康,维护社会稳定和促进国民经济发展方面发挥着重要作用。但是,随着我国从计划经济向社会主义市场经济转轨,在计划经济体制下形成的卫生防疫站模式,监督执法和卫生防病任务一肩挑,既不能适应依法行政和政府职能转变的要求,也不能满足重大传染病预防控制的需要,成为进一步提高卫生监督执法水平和疾病防治工作质量的桎梏。在这样的形势下,改革传统公共卫生体制,推进卫生综合执法,加强疾病预防控制工作,就成为卫生事业改革与发展的必然要求。

1982年原卫生部设立卫生防疫司,负责传染病管理、国境卫生检疫和职业卫生、食品卫生等五大卫生管理。1990年,原卫生部将五大卫生管理职能从卫生防疫司剥离出来,增设卫生监督司,专门负责职业卫生和食品卫生等监督管理。1996年,原卫生部下发《关于进一步完善公共卫生监督执法体制的通知》,力求科学划分行政管理行为和业务技术行为,从而揭开了卫生监督体制改革的序幕。

1997年,中共中央、国务院发布《关于卫生改革与发展的决定》,明确要求要通过不断深化卫生改革,建立具有中国特色的包括卫生服务、医疗保障、卫生监督执法的卫生体系;要求各级政府要强化卫生行政执法职能,改革和完善卫生监督执法体制,调整并充实监督执法力量,不断提高监督执法队伍素质,努力改善监督执法条件和技术手段,保证公正执法。《决定》明确了我国卫生监督体制改革的总体方向,从而全面推动包括卫生监督体制改革在内的卫生体制改革。1998年,在原卫生监督司基础上,原卫生部成立卫生法制与监督司,负责卫生立法以及公共卫生监督管理工作。

2000年,经国务院批准,原卫生部下发《关于卫生监督体制改革的意见》;2001年,国务院转发国务院体改办、国家计委、经贸委、财政部、劳动保障部、卫生部、药品监管局、中医药局《关于城镇医药卫生体制改革的指导意见》,提出"逐步实行卫生工作全行业管理""合理划分卫生监督和卫生技术服务的职责。理顺和完善卫生监督体制,依法行使卫生行政监督职责";2001年原卫生部印发《关于卫生监督体制改革实施的若干意见》。这些文件进一步明确卫生监督体制改革是我国医药卫生体制改革的重要组成部分,卫生监督队伍是组成我国医疗卫生队伍的一支重要力量,同时,提出了卫生监督体制改革的总体思路、原则、主要改革措施和改革方向，标志着卫生监督体制改革全面启动。2002年原卫生部成立中国疾病预防控制中心和原卫生部卫生监督中心。2003年总结"非典"防治经验，中央对加强公共卫生体系建设提出总体要求，提出争取用3年左右的时间，基本建成覆盖城乡、功能完善的疾病预防控制体系、医疗救治体系和卫生监督体系。卫生监督事业的改革与发展面临难得的历史性发展机遇。2004年，为进一步加强卫生监管职能，原卫生部成立卫生执法监督司，专门负责公共卫生和医疗服务监督工作。

2005年，国务院副总理兼卫生部部长吴仪以部长令的形式发布了《关于卫生监督体系建设的若干规定》，明确了卫生监督的地位和作用，划分了各级卫生监督机构的职责和任务，规范卫生监督机构设置和队伍管理，规定了卫生监督工作保障措施等。这对新时期继续深化卫生监督体制改革，加强卫生监督体系建设，全面推进依法行政，加强卫生行政部门的执政能力，均具有重要的指导意义。

2005年底，经国务院领导同意，中编办批复，2006年初，原卫生部在原卫生执法监督司的基础上组建成立卫生部卫生监督局，增加了人员编制，从组织机构上进一步加强原卫生部的卫生监管职能，特别是加强了医疗服务监督工作。

2006年原卫生部发布《关于卫生监督体系建设的实施意见》，在明确指导思想和工作思路的前提下，要求逐步规范卫生监督机构设置和人员编制，加强人员管理，落实卫生监督经费，同时加强技术支持能力建设以及农村卫生监督网络建设，提供多种保障措施，确保卫生监督体系建设良性发展。

二、加强卫生监督体系建设的重要意义

(一)有利于更好地实现和维护广大人民的利益

身体健康和生命安全是人民群众的基本需求，也是人民群众的基本权利。保护人民群众的身体健康和生命安全，维护人民群众的健康权益是我们党和政府第一位的责任。卫生改革以来，我国公共卫生工作取得了巨大成就，卫生监督的能力和水平有了明显提高，但是当前仍然面临十分繁重的执法监督任务，许多方面离人民群众的健康安全需求的差距还很大。食源性疾病、严重职业病危害对健康的危害呈上升趋势，医疗服务市场秩序混乱，非法行医猖獗，人民群众很不满意；部分地区血液安全问题突出成为艾滋病蔓延的重要隐患。这一系列问题危及社会公共卫生安全、危害到人民群众健康权益。同时，随着人民生活水平的不断提高，城镇居民的健康意识不断增强，越来越迫切地要求改善公共卫生状况和提高卫生服务质量。坚持立党为公、执政为民是卫生工作的根本出发点。

卫生监督作为各级政府管理公共卫生事务的重要手段,是维护正常社会卫生秩序、维护人民群众健康权益的重要保证。因此,深化卫生监督体制改革,加强卫生监督体系建设,将有利于政府更好地实现和维护最广大人民的根本利益。

(二)经济社会协调发展的必然要求

坚持在经济发展的基础上实现社会的全面进步,促进经济社会协调发展,是建设中国特色社会主义的必然要求,也是全面建设小康社会的必然要求。这些年来,在国民经济持续高速发展的同时,我国卫生事业改革与发展却相对滞后,已经成为制约经济社会全面发展的严重障碍。突如其来的疫情不仅给人民群众的健康安全造成巨大威胁,还暴露出我国公共卫生领域存在的诸多问题。其中,由于长期以来卫生监督体制不完善、机制不健全、保障措施不落实,导致卫生监督工作不到位,对医疗机构监管不严,传染病防治监督不力是存在的问题之一。卫生监督是卫生工作的重要内容,也是社会法制建设的重要组成部分,坚持全面的发展观,不断深化公共卫生体制改革,加强卫生监督体系建设,加大卫生监督执法力度,将有利于促进经济社会的协调发展。

(三)推动政府职能转变和全面推进依法行政的重大举措

政府职能问题是政府管理的核心问题。政府管理创新,关键在于政府职能转变取得实质性进展。多年来,在建立和完善社会主义市场经济体制过程中,我们在深化行政管理体制改革和转变政府职能方面取得了很大进展,但是卫生行政部门职能"错位""越位"和"缺位"的现象仍然不同程度地存在。卫生行政部门应当管什么、不应当管什么,怎么样管好应当管的事,在管的过程中要承担什么样的责任一系列问题亟待我们回答。如何在社会主义市场经济体制条件下,找准自己的位置,作出让政府、让社会、让广大人民群众满意的成绩,是关系卫生事业成败的关键。依法行政是对各级政府贯彻依法治国方略、提高行政管理水平的基本要求。依法行政就是要把行政权的运用纳入法制化的轨道,使行政机关明确在社会主义市场经济条件下的职能定位。改革开放以来,卫生法制建设取得了显著成绩。这些法律法规赋予各级卫生行政部门在维护正常医疗服务秩序和公共卫生秩序、保护人民群众身体健康方面大量的监管职责。"天下之事,不难于立法,而难于法之必行。"换句话说,坚持依法行政,立法是基础,执法是关键。如何真正贯彻执行好这些法律法规,切实承担起各项监管职责,是卫生行政部门落实政府职能转变和依法行政的关键所在。因此,各级卫生行政部门必须冲破在传统计划经济体制下形成的旧观念的束缚,牢牢树立依法办事的观念,不断提高依法办事的能力。通过深化卫生监督体制改革,加强卫生监督体系建设,不断提高卫生监督执法的能力和水平,全面加强对社会卫生秩序的依法监督,履行好卫生法律法规赋予的监管职责。特别是要通过对医疗卫生行业实行全行业监管,强化对医疗卫生服务秩序的监督,从而使卫生行政部门从"办卫生"到"管卫生"的职能转变上跨出实质性的一步,不断提高卫生行政部门的依法行政水平。

三、卫生监督体系建设的政策框架逐步建立和完善

2003 年以来,党中央、国务院提出了加强包括疾病预防控制、卫生监督和应急医疗救治在内的公共卫生体系建设的要求。原卫生部也相继出台了一系列政策文件:一是卫生监督体系建设方面,先后出台《关于卫生监督体系建设的若干规定》《卫生监督机构建设指导意见》《关于卫生监督体系建设的实施意见》和《卫生监督信息系统建设指导意见》等政策文件,进一步加强对全国卫生监督体系建设的指导;二是完善卫生监督运行机制、规范执法行为、加强队伍建设方面,先后印发《全国卫生监督机构工作规范》《卫生部行政处罚程序》《卫生行政执法文书规范》《卫生监督制、着装管理规定》《卫生部办公厅关于规范卫生监督执法车辆外观标识的通知》《卫生部办公厅关于进一步规范卫生监督员胸牌编号的通知》《卫生监督信息报告管理规定》《关于卫生行政执法责任制的若干规定》《卫生监督稽查工作规范》《卫生监督执法过错责任追究办法(试行)》《卫生行政执法考核评议办法》和《全国卫生监督员教育培训规划》等一系列文件。随着上述文件陆续出台,卫生监督体系建设的政策框架逐步完善。这些文件一方面继承了以往卫生监督体制改革的指导思想和政策原则,另一方面为适应新形势下全面推进依法行政和政府职能转变的要求,进一步深化改革,从促进和推动卫生监督综合执法、加强卫生监督机构和队伍建设、明确卫生监督的任务和职责、健全卫生监督工作的运行机制、完善卫生监督工作的保障措施等方面对全面加强卫生监督体系建设作出具体的规定和要求。同时,突出强调卫生监督体系建设应当适应社会主义市场经济体制和全面推进依法行政的要求,通过进一步转变职能,严格依法行政,不断提高卫生行政部门依法办事的能力和水平。卫生监督体系建设应当按照精简、统一、效能的原则和政事分开、综合执法、依法行政的要求,深化卫生监督体制改革,合理设置机构,优化人员结构,解决职能交叉、权责脱节和执法力量薄弱等问题。卫生监督体系建设政策框架的完善,对于统一思想、统一目标、统一要求,全面推进卫生监督体系建设,规范各级卫生监督机构建设,严格卫

生监督队伍管理具有重要意义。政策框架涉及的具体内容如下。

（一）明确卫生监督体系建设工作思路

（1）加强卫生法律法规和卫生标准建设，建立与经济社会发展相适应的卫生法制和标准体系。

（2）加强卫生监督监测信息网络建设，重视群众关注热点和投诉举报，明确卫生监督工作重点。

（3）总结经验，开拓创新，建立卫生执法监管长效机制。

（4）加强卫生监督队伍管理，改善卫生执法工作条件，提高监督能力和水平。

（二）明确卫生监督工作职责

为认真贯彻国务院《关于进一步加强食品安全工作的决定》、中央编办《关于职业卫生监督管理职能调整的意见》和《关于放射源安全监管部门职责分工的通知》精神，落实食品卫生和职业卫生职能调整以及推进卫生综合执法和加强医疗监督的需要，《关于卫生监督体系建设的若干规定》进一步明确了卫生监督的职责，包括依法监督管理食品、化妆品、消毒产品、生活饮用水及涉及饮用水卫生安全产品；依法监督管理公共场所、职业、放射、学校卫生等工作；依法监督传染病防治工作；依法监督医疗机构和采供血机构及其执业人员的执业活动，整顿和规范医疗服务市场，打击非法行医和非法采供血行为；承担法律法规规定的其他职责。

（三）合理界定各级卫生监督机构职责

为充分发挥各级卫生监督机构的作用，促进执法重心下移，提高监管效率，同时避免职责不清、职能交叉等问题，解决执法工作中"职能上下一般粗""有利争着干，无利没人管"造成的错位、越位和缺位现象，《若干规定》界定了各级卫生监督机构的主要职责。

1.卫生部卫生监督机构主要职责

其主要职责如下：①拟定全国卫生监督政策和工作规划，并制定相应的工作制度和规范；②组织实施全国卫生监督工作，对地方卫生监督工作进行指导和监督检查；③开展执法稽查，对地方卫生监督机构和人员的执法行为进行督察；④组织协调、督察督办有关大案要案的查处；⑤组织全国卫生监督抽检；⑥依法承办职责范围内的卫生行政许可和资质认定；⑦负责全国卫生监督信息的汇总分析；⑧组织全国卫生监督人员培训；⑨组织开展卫生法律法规宣传教育；⑩承担卫生部指定或交办的卫生监督事项。

2.省级卫生监督机构主要职责

其主要职责如下：①拟定辖区内卫生监督工作规划和年度计划，并制定相应的工作制度和规范；②组织实施辖区内的卫生监督工作，对下级的卫生监督工作进行指导和监督检查；③依法承办职责范围内的卫生行政许可、资质认定和日常卫生监督；④查处辖区内大案要案，参与重大活动的卫生保障；⑤承担国家卫生监督抽检任务，组织实施辖区内的卫生监督抽检；⑥开展执法稽查，对下级卫生监督机构和人员的执法行为进行督察；⑦组织协调辖区内各级卫生监督机构的分级管理，落实执法责任制；⑧负责辖区内卫生监督人员的资格审定工作，组织开展资格考试；⑨组织辖区内卫生监督人员培训；⑩负责辖区内卫生监督信息的汇总、核实、分析、上报，并按照规定进行发布。

3.设区的市、县级卫生监督机构主要职责

（1）卫生行政许可：①承办食品生产经营单位、餐饮业及集体食堂卫生条件的卫生行政许可；②承办公共场所卫生条件的卫生行政许可；③承办供水单位卫生条件的卫生行政许可；④卫生行政部门交办的其他行政许可事项。

（2）公共卫生监督：①对食品生产经营单位、餐饮业及集体食堂的卫生条件、卫生防护设施、生产经营活动及直接从事食品生产经营活动人员的健康管理进行卫生监督检查，查处违法行为；②对化妆品、消毒产品、生活饮用水、涉及饮用水卫生安全产品及其他健康相关产品的卫生及其生产经营活动进行卫生监督检查，查处违法行为；③对公共场所的卫生条件及其从业人员的健康管理进行卫生监督检查，查处违法行为；④对用人单位开展职业健康监护情况进行卫生监督检查，查处违法行为；⑤对建设项目执行职业病危害评价制度情况进行卫生监督检查，查处违法行为。

（3）医疗卫生监督：①对医疗机构的执业资格、执业范围及其医务人员的执业资格、执业注册进行监督检查，规范医疗服务行为，打击非法行医；②对医疗机构的传染病疫情报告、疫情控制措施、消毒隔离制度执行情况和医疗废物处置情况进行监督检查，查处违法行为；③对采供血机构的执业资格、执业范围及其从业人员的资格进行监督检查，打击非法采供血行为；④对采供血机构的采供血活动、传染病疫情报告和医疗废物处置情况进行监督检查，查处违法行为；⑤对疾病预防控制机构的传染病疫情报告、预防控制措施和菌（毒）种管理情况进行监督检查，查处违法行为。

（4）其他：①负责派出机构的管理；②设区的市级卫生监督机构负责对县级的卫生监督工作进行监督检查；③负责辖区内卫生监督信息的收集、核实和上报;④负责受理对违法行为的投诉、举报;⑤开展卫生法律法规宣传教育;⑥承担上级机关指定或交办的卫生监督事项。通过这样划分,把各级卫生监督机构的职责明确区分开,既有利于加强上级对下级卫生监督工作的监督指导,也有利于促进卫生监督工作重心下移,切实加强基层执法力量。

(四)规范卫生监督机构建设

1.完善卫生监督组织机构建设

《关于卫生监督体系建设的实施意见》,一是明确卫生监督机构的性质:卫生监督机构是行政执法机构,机构级别应不低于同级疾病预防控制机构;二是统一卫生监督机构的名称:各级卫生监督机构的名称统一为 XX 省(自治区、直辖市)、XX 市(地、州、盟)卫生厅(局)卫生监督局、XX 县(区、旗)卫生局卫生监督所;三是建立健全基层卫生监督网络:县级卫生监督机构原则上应按照划片设置、垂直管理的原则,在乡(镇、街道)设置卫生监督派出机构,条件不具备的地方可在乡镇聘任卫生监督人员;四是提出各级卫生监督机构应按照"精简、统一、效能"的原则,综合考虑辖区人口、工作量、服务范围和经济水平等因素测算所需行政执法编制。

2.健全卫生监督机构建设标准

中央和地方各级财政加大卫生监督体系建设的资金投入。为规范各级卫生监督机构建设,原卫生部制定了《卫生监督机构建设指导意见》(以下简称《指导意见》),要求各级卫生行政部门按照"总体规划、统筹兼顾,分级负责、加强管理,因地制宜、分类指导"的原则,以整合资源、加大投入、改善条件为手段,以基础设施建设和执法装备建设为重点,全面加强卫生监督机构的能力建设,提高各级卫生监督机构的综合执法能力。《指导意见》明确了各级卫生监督机构的建设标准,具体如下。

(1)房屋建设标准:各级卫生监督机构的房屋建设,应满足日常卫生监督执法调查职证、办理发证、投诉接待和突发公共卫生事件应急处置等工作的需要。各级卫生监督机构开展日常工作所需各类用房,人均建筑面积应在 40 m² 以上。对于人员编制较少的机构,省级卫生监督机构的建筑规模应不少于 4 800 m²,设区的市级卫生监督机构的建筑规模应不少于 2 400 m²,县级卫生监督机构的建筑规模应不少于 1 200 m²。

(2)车辆配备标准:监督工作用车辆应包括卫生监督执法车和现场快速检测车;卫生监督执法车根据实际工作需求和社会经济条件,按监督执法人员每 4～8 人配备 1 辆的标准进行配置,用于日常卫生监督现场检查、违法案件查办、重大活动卫生保障和突发公共卫生事件应急处置;省级和设区的市级卫生监督机构,应配置现场快速检测车1~2辆,用于现场快速检测、突发公共卫生事件现场处置和重大活动卫生保障。

(3)现场快速检测设备和防护设备标准:根据各级卫生监督机构承担的任务,为满足日常卫生监督执法、突发公共卫生事件现场处置和重大活动卫生保障的需要,配备必要的现场快速检测设备和防护设备。

(4)取证工具及办公设备标准:各级卫生监督机构根据执法工作任务需要,配备照相机、摄像机、采访机、录音笔等执法取证工具;配备电脑、复印机、速印机、打印机、传真机、碎纸机、扫描仪、投影仪等办公设备。

3.完善经费保障规定

《关于卫生监督体系建设的若干规定》和《实施意见》进一步明确和完善了卫生监督机构经费保障规定,明确各级卫生监督机构履行卫生监督管理职责所需经费,包括人员经费、公务费、业务费和发展建设支出。按照财政部、国家计委、原卫生部《关于卫生事业补助政策的意见》规定,由同级政府预算根据需要合理安排,保证其履行职责的必要经费。

(1)卫生监督机构人员经费和日常公用经费按国家有关制度和规定执行,其中日常公用经费应参照同类行政监督执法部门的定额标准核定。

(2)卫生监督执法业务开展所需卫生监督抽检、专项整治、查办案件、突发公共卫生事件应急处置、重大活动卫生监督、投诉举报奖励、卫生法制宣传和监督员培训、制装等专项经费,应商同级财政部门根据实际需要和财力可能统筹安排。

(3)卫生监督机构房屋基本建设、信息化建设和执法装备购置、更新等,应当纳入当地经济社会发展规划和公共卫生建设规划,参照原卫生部制定的标准,统筹规划实施。此外,中央和省级财政对困难地区实施卫生监督机构基础设施建设等项目给予适当补助。

4.规范卫生监督信息系统建设

卫生监督信息化工作是卫生信息化工作的重要组成部分,卫生监督信息系统建设是卫生监督体系建设的重要内容之一。为落实《全国卫生信息化发展规划纲要》要求,规范和指导全国各级卫生监督信息系统建设,原卫生部制定卫生监督信息系统建设指导意见》。《指导意见》提出卫生监督信息系统建设要遵循"坚持以科技创新为动力推进卫生监督信息化建设,发挥信息化技术在提高卫生监督执法能力、增强突发公共卫生事件应急处置能力和促进政务公开方面的重要作用,强化政府卫生监管职能,推进和谐社会建设"的指导思想,以及"整体规划、统一标准、分级负责、分步实施"的建设原则,努力建成覆盖全国的卫生监督信息网络平台;建立健全卫生监督信息标准体系;完善卫生监督信息系统业务应用软件;建立卫生监督数据信息共享交换平台;实现卫生监督工作实时、动态和科学管理,规范卫生监督执法行为,提高卫生监督工作效率。同时,明确卫生监督信息系统建设内容包括:卫生监督信息网络平台建设、卫生监督信息标准体系建设、卫生监督数据信息交换平台建设、卫生监督信息系统业务应用软件建设,并提出了各级卫生监督信息网络平台配置参考标准。

(五)加强卫生监督技术支持能力建设

卫生监督工作一方面与其他行政执法工作一样具有明显的行政管理特点,另一方面,卫生监督工作尤其是食品卫生、职业卫生、放射卫生和环境卫生等公共卫生监督管理工作具有很强的专业技术特点,需要健康危害因素监则、风险分析与评价、检验出证、技术咨询、技术仲裁、卫生法规标准制定等技术支持。

卫生监督技术支持能力建设作为卫生监督体系建设的重要组成部分,是履行卫生监督职能的重要技术保障。《关于卫生监督体系建设的若干规定》《关于卫生监督体系建设的实施意见》以及《卫生部关于加强卫生监督技术支持能力建设的意见》对加强卫生监督技术支持能力建设有了明确规定:①明确了指导思想;②提出了总体目标;③明确了职责分工;④提出了主要任务;⑤完善了保障措施。

(六)加强卫生监督队伍建设

卫生监督员队伍建设是卫生监督体系建设的基础与核心。建设一支能适应改革开放和社会主义现代化建设需要的廉洁自律、秉公执法和办事高效的卫生监督员队伍,是实现卫生监督保障人民健康目标的基础性、战略性工作。

1.卫生监督人员的准入

《关于卫生监督体系建设的若干规定》规定卫生监督人员应当具备以下条件:①遵守法律和职业道德;②具备卫生监督相关的专业和法律知识;③经过卫生监督员岗位培训并考试合格;④新录用人员应具有大专以上学历。卫生监督人员资格考试的具体规定由原卫生部制定,省级卫生行政部门组织实施。各级卫生监督机构应当根据监督任务聘任相应的专业人员,不断优化卫生监督队伍的专业结构。

2.卫生监督人员的教育培训

卫生监督员的教育培训是卫生监督员队伍建设的重要内容,是提高卫生监督员素质的有效手段。几年来,卫生监督队伍建设政策不断建立和完善。《关于卫生监督体系建设的若干规定》明确国家对卫生监督人员实行定期培训和考核制度,各级卫生监督机构应当不断提高卫生监督人员的专业素质和政治思想素质。《全国卫生监督员教育培训规划》具体内容如下。

（1）规定了卫生监督员教育培训的五项基本原则:依法培训,规范管理;凡进必考,定期培训;统筹规划,分级负责;突出重点,注重质量;形式多样,不断创新。

（2）明确了卫生监督员教育培训的主要目标:建立完善卫生监督员培训基地、培训教材、培训师资队伍,初步形成覆盖全国各省、地（市）、县的三级培训网络,力争达到每名监督员每年都能至少接受一次培训。进一步优化卫生监督员的知识结构,使卫生监督员从传统业务型向法制型、综合型转变,增强卫生监督员的依法行政能力,提高卫生监督员整体素质。建立专业比例合理的卫生监督员队伍,推进卫生监督员综合执法。

（3）明确了卫生监督员教育培训的主要任务:①全面提高卫生监督员的思想政治素质和职业道德水平;②全面提高卫生监督员的法律知识水平;③全面提高卫生监督员的专业知识水平,优化知识结构;④全面提高卫生监督员学历层次,注重人才培养。

3.卫生监督人员的管理

原卫生部陆续印发了《全国卫生监督机构工作规范》《卫生行政处罚程序》《卫生行政执法文书规范》《卫生监督制、着装管理规定》《关于卫生行政执法责任制的若干规定》《卫生监督稽查工作规范》等一系列文件,加强卫生监督人员管理。《关于卫生监督体系建设的若干规定》和《卫生行政执法责任制若干规定》等文件规定各级卫生监督机构应当建立执法责任制,认真履行工作职责,做到任务明确、责任到人、各司其职,保证卫生监督的公正和效率。各级卫生监督机构应当建立健全规章制度和工作程序,规范卫生监督行为;完善内部制约机制,建立关键岗位轮换制度和执法回避制度;公开办事程序和办事结果,接受社会监督;强化服务意识,保护和尊重管理人的合法权益。全面加强卫生监督稽查工作,落实卫生行政执法责任制,大力推进卫生监督执法考核和过错责任追究,不断规范卫生监督执法行为。

国家和省级卫生监督机构应当设置专门人员监督下级卫生监督工作,其主要任务包括:①大案要案的督察督办;②各种专项整治、执法检查的督察督导;③监督检查卫生法律法规的贯彻执行情况;④检查下级卫生监督机构和人员的执法行为。此外,还先后出台规范卫生监督执法车辆外观标识、卫生监督员胸牌标识和卫生监督员制、着装管理等一系列文件，要求卫生监督人员执行公务时应当按照国家规定统一着装和佩戴标志，着装做到仪表端庄、整洁、整齐、配套、风纪严肃。

四、卫生监督体系建设取得的成效

(一)政府对卫生监督的财政投入不断加强

随着我国社会经济的发展,政府对公共卫生的筹资职能水平逐年改进。各级财政对卫生监督工作的投入不断增加,卫生监督机构的工作条件得到了一定程度的改善。政府对卫生监督体系建设的财政拨款显著增加。中央财政自2003年以来通过转移支付方式实施中西部地区卫生监督机构能力建设项目,逐步加大对中西部地区卫生监督机构基础设施建设和人员培训的支持力度,项目涉及执法车辆、取证工具、快速检测设备、信息化建设、专项工作和人员培训等多方面。

(二)卫生监督队伍初具规模

随着卫生监督体系建设的不断推进,我国已初步建立起一支卫生监督执法队伍。一些卫生监督机构实现向行政执法机构的转变。卫生监督人员专业知识结构趋于合理,既有预防医学、卫生事业管理等专业人员,也有法律、中文等非医学专业,专业结构呈现多样化。原卫生部发布《全国卫生监督员教育培训规划》,将卫生监督员的教育培训视为卫生监督队伍建设的重要内容和提高卫生监督员素质的有效手段。在卫生监督建设过程中,卫生监督人员参加培训班的时间和次数有了显著增加。通过严格准入和加强培训教育,卫生监督人员的思想政治素质、法律素质和专业技术素质有了明显提高。同时,通过严格管理、规范着装、统一标识,初步形成了卫生监督执法队伍的良好形象,进一步提高了卫生监督人员的执法能力和水平。

(三)卫生监督组织体系初步形成

2006年,经国务院领导同意,按照中编办《关于调整卫生部有关机构编制的批复》,原卫生部设立卫生监督局,进一步强化了原卫生部的监管职能,特别是加强了医疗服务监督职能。全国31个省、自治区、直辖市等都已建立省级卫生监督机构。由卫生行政部门、卫生监督机构、技术支持机构几部分力量构成,从中央到省、市、县四级,并且逐渐覆盖农村地区的卫生监督体系基本形成,国家公共卫生和医疗服务监督职能的履行有了组织上的保障。

(四)卫生监督机构基础设施建设、设备配置得到逐步改进

为规范各级卫生监督机构建设,原卫生部制定了《卫生监督机构建设指导意见》,要求各级卫生行政部门按照"总体规划、统筹兼顾,分级负责、加强管理,因地制宜、分类指导"的原则,以整合资源、加大投入、改善条件为手段,以基础设施建设和执法装备建设为重点,全面加强卫生监督机构的能力建设,提高各级卫生监督机构的综合执法能力。《指导意见》明确了各级卫生监督机构房屋建设、车辆配备、现场快速检测设备和防护设备、取证工具及办公设备的建设标准。卫生监督的房屋建设、车辆配备、现场快速检测设备和防护设备、取证工具以及办公设备等逐步得到改进。房屋设施建设规模不仅有较大幅度增长,而且国家开始对中西部各省份实施《中西部地区卫生监督机构能力建设项目管理方案》,中央财政安排专项资金,重点加强各机构现场快速检测设备、监督执法车辆、执法取证工具等方面的建设。

(五)公共卫生监督管理法规标准体系逐步完善

经过卫生监督体系建设几年的努力,已初步形成较完善的涵盖食品、化妆品、生活饮用水、公共场所、职业、放射、学校卫生等公共卫生领域的法规标准体系,为提升我国公共卫生水平提供了制度保障。

(1)完善了食品化妆品等健康相关产品管理法规和标准,先后发布了《食品卫生许可证管理办法》《餐饮业和集体用餐配送单位卫生规范》《健康相关产品国家卫生监督抽检规定》《重大活动食品卫生监督规范》《新资源食品管理办法》和《食品营养标签管理规范》等法规规章。

(2)建立健全与《职业病防治法》相配套的职业卫生法规、标准和技术规范,初步建立放射卫生法规体系。修订了《放射工作人员职业健康管理办法》和《职业健康监护管理办法》,起草了《职业病防治规划纲要》。积极落实中编办关于职业卫生职能分工的决定,与应急管理部联合下发《关于职业卫生监督管理职责分工意见的通知》,建立了两部门在职业卫生监管上的配合与协调工作机制。

(3)健全了环境卫生、学校卫生和传染病防治监督相关的法规体系。先后修订《生活饮用水卫生标准》和《生活饮用水标准检验方法》;会同商务部、国家体育总局联合颁布了《住宿业卫生规范》《沐浴场所卫生规范》《美容美发场所卫生规范》《游泳场所卫生规范》四个重点公共场所卫生规范;制订《公共场所集中空调通风系统卫生管理办法》及配套规范;会同教育部颁布《学校食堂与学生集体用餐卫生管理规定》和《学校食物中毒事故行政责任追究暂行规定》以及《关于加强

大中小学校食品卫生监督管理工作的通知》等文件。

(六)卫生监督能力明显提高

几年来,各级卫生行政部门和卫生监督机构通过深化卫生监督体制改革,加强卫生监督体系建设,不断完善监管模式,卫生监督能力明显提高,卫生监督执法工作取得显著成绩,为维护公共卫生秩序和医疗服务秩序,保障人民群众健康权益发挥了重要作用。

1.卫生行政许可能力得到明显提高

卫生监督机构作为卫生行政部门委托的卫生行政许可实施机构,通过卫生监督体系建设,深入开展行政审批制度改革,全面清理卫生行政审批项目,简化和规范审批程序,不断改进管理和服务;通过建立和完善健康相关产品卫生许可规章制度、制约机制,规范许可行为;认真贯彻《行政许可法》和国务院廉政工作会议精神,实施《食品卫生许可证管理办法》,严格规范全国卫生许可证发放,查处违法违规行为,卫生行政许可工作实施状况有了明显改善,表现如下。

(1)卫生行政许可工作量呈现增加趋势。

(2)卫生行政许可的质量得到提高,卫生监督机构为严格落实行政许可法,加强了许可后监管力度和对许可行为的内部稽查力度,较好地保证了行政许可质量。

(3)各级卫生监督机构的卫生行政许可平均按时办结率提高,表明卫生行政许可工作能严格按照法定时限予以办结,卫生行政许可职能的落实确实有了较大提高。

2.卫生监督检查能力不断加强

卫生监督检查是指卫生行政部门依据法定的卫生监督职权,为了保障卫生法律、法规以及所作出的卫生行政处理或处罚决定得到遵守和执行,依法对公民、法人或其他的组织守法和履行法定义务的情形实施检查、了解和监督的行政行为,是卫生监督管理活动中最基本的一种行为,反映卫生监督机构日常工作开展的情况。卫生监督机构平均卫生监督检查覆盖率提高;同时卫生监督检查的强度也有所增强。卫生监督检查覆盖的广度增加,卫生监督检查的强度加大,卫生监督机构通过日常的卫生监督检查,督促管理相对人依法行事,及时纠正违法行为。同时,卫生监督机构积极参与重大活动的卫生保障,增强和提高了卫生监督机构应对重大活动卫生保障的综合服务能力。

3.案件查处能力不断提高

(1)案件查处工作量增加,工作质量较高。卫生监督部门能够较好地承担起案件查处职责,加大了案件的查处力度,及时发现和制止违法行为。

(2)投诉举报处理工作量增加,工作效能较高,提示卫生监督机构较好地履行了投诉举报查处的职责,从关注民生出发,加强了执法力度,保护了消费者的合法权益。

4.突发事件应急处置能力不断增强

卫生监督机构的突发事件应急处置能力得到明显提高,主要表现在以下几个方面:①各级卫生监督机构突发事件应急处置能力均有提高,其中尤以市、县级机构应急处置能力提高最为显著。②卫生监督机构经过近几年建设,应急处置队伍不断壮大。③突发应急处置职能落实程度明显提升。

五、卫生监督体系建设存在的问题和对策

(一)卫生监督体系建设存在的问题

1.政府投入不足,部分卫生监督机构面临困境

卫生监督机构是执行国家卫生法律法规,维护公共卫生秩序和医疗服务秩序的行政执法机构,承担着政府管理社会卫生事务的公共职能。因此,应该完全由政府承担筹资职能。然而,调查发现,目前卫生监督机构经费投入存在一系列问题。

(1)政府对卫生监督机构的财政投入仍存在较大缺口。

(2)建设前后不同地区省、市、县级卫生监督机构收入占支出比例均未达到100%,虽然随年度有所上升,但是幅度较小。

(3)卫生监督机构经费来源不合理。中西部地区中央拨款的比例较高,特别是西部,本该由地方投入和保障的,中西部地区地方政府对各级卫生监督机构的投入显得更加不够,"造血功能"严重不足。

(4)此外,由于财政长期投入不足,相当一部分地方的卫生监督机构仍然靠检验检测收费养活,仍有较大比例的服务收入支撑公共卫生工作的开展,严重影响卫生行政执法的公正性和权威性,影响公共职能的落实。

2.人员编制短缺,队伍素质有待提高

(1)研究显示,目前全国有卫生监督人员约94 000人,而按照履行职责的实际需要,全国卫生监督机构应配备约143 000人,现有卫生监督人员与实际需要之间存在34%的缺口。

(2)由于历史上的原因,卫生监督队伍准入门槛过低、人员录用要求不严,学历层次偏低,人员素质有待提高,这个问题在基层执法一线更为突出。

（3）卫生监督人员的在岗培训和继续教育工作没有到位,依法行政的意识和依法办案的能力不强,知识更新慢、观念陈旧,工作低水平重复,不能适应法制建设不断完善与发展和推进依法行政的需要。

3.房屋基础设施建设滞后

（1）办公用房是有效落实各项卫生监督职能的基本保障之一。然而,在卫生监督体系建设中,各地卫生监督机构房屋基础设施建设滞后、执法技术手段落后的问题十分突出,尤其是办公用房简陋或者缺乏,不能满足卫生监督工作的需要,未达到《卫生监督机构建设指导意见》关于房屋建设的基本要求,有产权的房屋中相当一部分还是旧房或危房,严重影响执法工作正常开展。

（2）在近几年卫生监督机构建设产权房过程中,由于建设资金依靠卫生监督机构通过自筹资金解决,从而留下程度不同的债务。目前很多自筹资金都停留在债务上,或者是向银行借贷,或是欠施工方,偿还债务巨大的压力将迫使部分卫生监督机构被迫重视有偿服务来通过"自身的努力"偿还债务,导致整个卫生监督机构的工作方向重新走进老"防疫站"的模式,严重影响依法行政的公正、公平性和政府的公信力,也势必会影响到卫生监督机构公共卫生职能的发挥。

近几年,全国人大代表和政协委员多次提出建议和提案,呼吁尽快解决欠发达地区卫生监督机构房屋基础设施建设严重滞后的问题。

4.卫生监督技术支持能力建设亟待加强

切实履行卫生监督职能,维护公共卫生秩序和医疗服务秩序,保证人民群众身体健康和生命安全,是卫生法律法规赋予各级卫生行政部门的重要职责。

卫生监督工作包括医疗服务监督,还包括食品、职业、放射、环境和学校等公共卫生监督管理工作,具有较强的专业技术特性,需要强有力的技术支持。卫生监督技术支持能力建设是卫生监督体系建设的重要组成部分,是履行卫生监督职能的重要技术保障。

当前,食品安全、饮用水安全、职业病危害与辐射防护和环境卫生等公共卫生问题仍然比较突出,医疗服务市场形势依然严峻,医疗和血液安全监管亟待加强,卫生监督执法任务相当繁重,对卫生监督技术支持能力和水平提出了更高要求。

长期以来,各级疾病预防控制机构在承担重大疾病防治工作职责的同时,还肩负着卫生监督的技术支持工作。各级疾病预防控制机构逐渐将工作重心转移到重大疾病的防治上,其他公共卫生工作难以放在重要位置。这导致卫生监督相关的检验、检测等技术支持能力和水平有逐步削弱的趋势,不能适应卫生监工作的需要,卫生监督技术支持能力建设亟待加强。

5.卫生监督职能有待进一步界定

随着我国改革开放的不断推进和市场经济体制的建立和完善,卫生监督职能调整频繁。2000年以来,食品、职业卫生、放射防护等监管职能均进行调整,但相应法律法规还未健全,导致实际工作中卫生部门与食品药品监督管理、质监、工商、生产安全、环保等部门在部分监管职能交叉,行政成本增加,另一方面导致重复执法或彼此推诿、扯皮或行政不作为的现象时有发生。此外,卫生监督职能与疾病预防控制职能,医疗服务监督职能与医疗服务管理职能划分也不够清楚,实际工作中存在交叉。

(二)对策措施

1.落实保障措施,加大经费投入

(1)通过国债资金项目或中央财政转移支付方式给予支持,逐步解决各级卫生监督机构的办公用房问题。

(2)落实、完善财政经费保障政策。卫生、财政、发展改革等相关部门联合督促检查各地落实现行卫生监督工作经费保障政策规定的情况,采取有力措施,切实解决目前卫生执法工作经费得不到保证的突出问题。

(3)进一步研究完善卫生监督工作财政补助有关政策和办法,努力建立稳定的卫生监督保障机制,切实改善卫生监督员工作条件,稳定执法队伍。

2.加强基层卫生监督网络建设

(1)切实加强农村和社区基层卫生监督网络建设,促进执法工作重心下移,强化属地管理。积极推动各地建立完善县级卫生监督机构在乡镇设立派出机构或派驻卫生监督人员的制度,充实农村卫生监督工作力量。

(2)积极推广卫生监督工作市、区一体化管理的做法,解决职责交叉、重复执法、资源浪费等问题,理顺监管体制,提高监督工作效率。

3.加强机构和队伍建设

(1)出台卫生监督机构编制规定,明确卫生监督队伍的有关政策。在调查研究的基础上,原卫生部组织开展了卫生监督机构人员编制配置研究论证。积极争取中编办和人事部的支持,力争将卫生监督队伍纳入公务员管理;研究制定各级卫生监督机构的人员编制标准,从根本上解决卫生行政执法主体和执法队伍相分离以及执法力度严重不足的问题。

(2)严格准入、强化培训、加强管理。尽快建立健全卫生监督员准入制度,施行卫生行政执法人员资格国家考试制度。

（3）应有规划地逐步建立完善卫生监督员教育培训制度和组织体系。与教育培训机构联合建立区域性卫生监督员教育培训基地,在高校开设卫生监督执法相关的专业课程,培养卫生监督后备人才。

（4）加强队伍的管理,建立必要的规章制度（回避、稽查、责任、廉正、监督、奖惩制度）,强化卫生监督执法人员的行为规范,淘汰不合格的卫生监督人员,确保队伍的健康、纯洁。

4.加强卫生监督技术支持能力建设

（1）进一步明确卫生监督技术支持机构的职责和任务:健康危害因素监测、健康危害因素风险评估、检验出证、技术仲裁、技术咨询以及参与法规标准制定和宣传。

（2）加强卫生监督执法技术支持机构的能力建设,建立健全食品、饮用水和职业卫生等公共卫生监测网络,提高和行政执法相关检验检测的能力建设,严格规范检验出证行为,以满足卫生监督执法工作的需要。

（3）在此基础上,要结合深化医药卫生体制改革,从全局出发、从长远考虑,积极研究、探索一种适合我国卫生事业发展以及卫生依法行政需要的卫生监督技术支持体系模式,全面提高和加强卫生监督执法的技术水平。

5.进一步理顺监管体制,完善卫生综合执法模式

（1）根据党的提出的进一步深化行政管理体制改革的要求,按照统一、高效的原则,切实理顺食品安全和职业卫生的行政管理体制,修订完善相关法律法规,明确各部门监管职责。

（2）理顺医疗监督与医政管理,卫生监督与疾病控制之间的职责划分,建立长效的医疗服务监督和传染病防治监督工作运行机制,避免职责不清带来的推诿、扯皮,从而加大综合执法的力度,提高监督管理的效率。

第五节　职　业　卫　生

一、职业性损害

职业性有害因素在一定条件下对劳动者的健康和劳动能力产生不同程度的损害,称为职业性损害。劳动者接触职业性有害因素不一定发生职业性损害,只

有当劳动者个体、职业性有害因素及有关的作用条件联系在一起,并达到引起职业性损害的条件时,才会造成职业性损害。职业性有害因素的致病模式如图 3-1 所示。

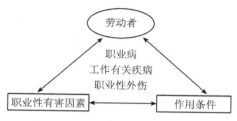

图 3-1　职业性有害因素的致病模式

作用条件包括:①接触机会。如在生产过程中,劳动者是否经常接触某些职业性有害因素。②接触方式。即劳动者以何种方式接触职业性有害因素,其可影响职业性有害因素进入人体的途径以及损伤部位。③接触时间。包括每天、每周、每年,甚至一生中累积接触职业性有害因素的总时间。④接触职业性有害因素的浓度(强度)。后两种因素是决定机体接受有害因素剂量(强度)的主要因素。

在同一工作场所从事同一种作业的劳动者中,由职业性有害因素所产生职业性损害的机会和程度可能有较大差别,这取决于劳动者本身的个体因素,包括遗传因素、年龄性别、健康状况、行为生活方式等。

职业性损害包括职业病、工作有关疾病和职业性外伤三大类。

(一)职业病

广义上讲,职业病是指与工作有关并直接与职业性有害因素有因果关系的疾病,即当职业性有害因素作用于人体的强度和时间超过机体所能代偿的限度时,其所造成的功能性和/或器质性病理改变,并出现相应的临床征象,影响劳动能力,这类疾病统称为职业病。由于社会制度、经济条件和科学技术水平以及诊断、医疗技术水平等的不同,各国均规定了各自的职业病名单,并用法令的形式所确定,即"法定职业病"。我国职业病诊断名词术语(GBZ/T157-2009)中所下的定义为企业、事业单位和个体经济组织的劳动者在职业活动中,因接触粉尘、放射性物质和其他有毒、有害物质等职业病危害因素而引起的疾病。根据我国政府的规定,凡诊断为法定职业病的必须向主管部门报告,而且凡属法定职业病者,在治疗和休假期间及在确定为伤残或治疗无效而死亡时,应按劳动保险条例有关规定给予劳保待遇。

（二）工作有关疾病

不是由职业性有害因素引起的特定疾病,而是由职业性有害因素使得一些常见病的发病率升高,潜在疾病显现或现有疾病恶化。职业因素是该病发生和发展中的许多因素之一,但不是唯一直接的病因。例如,接触二硫化碳可加剧动脉硬化的进展,接触噪声增加高血压的发病机会等。

（三）职业性外伤

属于工作中的意外事故,常在急诊范围内,较难预测。如高处坠落、机械外伤等。

二、职业性损害的预防和控制

（一）基本原则

职业性损害是人为所致,在整个防制工作过程应遵循"三级预防"原则和"安全第一,预防为主"安全生产原则。

1."三级预防"原则

(1)第一级预防:又称病因预防。即采取有效的措施,从根本上消除或最大可能地减少对职业性有害因素的接触和对职业人群健康的损害作用,也是职业性有害因素防制工作中最有效的措施。例如,通过生产工艺改革和生产设备改进,合理利用防护设施和个人防护用品,使劳动者尽可能不接触或少接触职业性有害因素,或通过制订职业接触限值等,控制作业场所有害因素在职业安全卫生标准允许限度内。针对高危个体进行职业禁忌证检查。所谓职业禁忌证,是指劳动者从事特定或者接触特定职业病危害因素时,比一般职业人群更易于遭受职业病危害和罹患职业病或者可能导致原有自身疾病病情加重,或者在从事作业过程中诱发可能导致对他人生命健康构成危险的疾病的个人特殊生理或者病理状态。对有职业禁忌证者,不应参加相关的作业。

(2)第二级预防:又称临床前期预防。当第一级预防措施未能完全达到要求,职业性有害因素开始损及劳动者健康时,对作业人群实施职业健康监护,早期发现职业损害,及时合理处理,并进行有效治疗,防止损害的进一步发展。

(3)第三级预防:又称临床预防。当第一、第二级预防措施未能有效地防止和控制好职业性有害因素对劳动者健康的影响,有些劳动者已发展成职业病或工伤的患者,此时,应及时做出正确诊断和处理,包括脱离接触、实施合理有效治疗、预防并发症、促进患者尽快康复等。

从病因学上角度,职业性损害是完全可以预防的,故必须强调"预防为主",着重抓好第一级和第二级预防。

职业性损害可累及各器官、系统,涉及临床医学的各个分科,如内科、外科、神经科、皮肤科、眼科、耳鼻喉科等。所以,需要牢固掌握和充分运用临床多学科的综合知识和技能,处理职业性损害的早期诊断、治疗、康复,以及职业禁忌证、劳动能力鉴定等问题。

2."安全第一,预防为主"原则

"安全第一,预防为主"作为我国安全生产管理的方针,为政府和企业的生产安全管理,提供了宏观的策略导向。在这一方针指导下,各生产经营单位逐步形成了"企业负责,政府监察,行业管理,群众监督"的职业安全工作体制。这些制度的建立和配套措施的实施,是消除和控制职业性损害和安全生产事故发生最有效的方法。

(二)防制措施

根据以上原则,职业性损害的防制措施应包括法律措施、组织措施、技术措施和卫生保健措施等几个方面。

1.法律措施

2001 年 10 月 27 日第九届全国人大常委会第二十四次会议正式通过了《中华人民共和国职业病防治法》,并从 2002 年 5 月 1 日起实施。自《职业病防治法》实施以来,原卫生部又制定、发布了多个配套规章,制修订职业卫生标准六百余项,针对重点职业病危害,还制定了大量职业卫生技术规范。国务院于 2009年 8 月印发了《国家职业病防治规划(2009－2015 年)》,在分析我国职业病防治现状及问题的基础上,提出我国职业病防治的指导思想、基本原则、规划目标、主要任务以及保障措施。我国职业病防治法律法规和标准体系已初步建立。

职业卫生监督是指国家授权工业卫生监督机构,对辖区内的企业、事业单位或部门贯彻执行国家有关工业劳动卫生的法令、法规、条例、办法和工业卫生标准情况所进行的监察、督促,并对违反法规及规章事件进行处理的一种执法行为,是工业卫生机构代表国家依法行使保护职工健康权力的一种管理方式。职业卫生监督是依法对职业卫生和职业病防治进行管理的重要手段之一,可分为经常性卫生监督、预防性卫生监督和事故性卫生监督。

(1)预防性卫生监督:属于预测和控制职业危害的前瞻性监督,指涉及所有生产设施的新建、改建、扩建、续建,以及技术改造和技术引进等工业企业建设项目的全过程进行卫生审查与评价,包括工业企业建设项目的可行性研究、初步设计、施工设计阶段的卫生审查,施工过程中一切卫生防护设施与主体工程同时设计、同时施工、同时投产使用,使之符合卫生学要求。对申请验收的建设项目,依据经卫生行政部门认证的业务单位所进行的调查、监测与卫生学评价结果进行竣工验收。根据劳动卫生工作规范以及原卫生部有关文件的规定,预防性卫生监督实行分级管理。

(2)经常性卫生监督:经常性卫生监督是指对企业在日常和生产过程中贯彻国家和地方劳动卫生法规、卫生标准的情况进行监督检查。主要包括监督企事业单位贯彻执行国家和地方劳动卫生法规、标准,不断改善劳动条件、对企事业单位进行分级监督管理、根据作业场所有害因素测定与职业性体检结果,对企事业单位提出卫生监督意见等。

(3)事故性职业卫生监督:包括现场调查与取证、事故分析、立案上报,并提出监督处理意见及做出案件的结案报告。凡是有死亡或同时发生三名以上急性职业中毒或发生职业性炭疽的,应限期治理或停产整顿。对违反国家劳动卫生法规受到行政处分或罚款处理、追究刑事责任的及其他须立案的,均可作为事故性监督的立案条件,按照事故性职业卫生监督程序进行及时的监督。

2.组织措施

(1)领导重视:用人单位(企业)负责人树立"企业经济效益与职工安全卫生同步发展"的观念,严格按有关职业卫生法规、条例和标准组织生产,履行控制职业病危害的承诺和义务,保障职工的合法权益。

(2)加强人员培训和健康教育:更新观念和知识,给广大劳动者以"知情权",让他们了解有关职业性有害因素对健康的影响和防护办法,以增强自我保护意识,并积极参与职业性有害因素和职业病危害的控制。

(3)建立健全合理的职业卫生制度:在组织劳动生产过程中,用人单位应根据有关的法律法规和单位的实际情况,建立起合理的职业卫生和劳动制度。

3.技术措施

(1)改革工艺过程,消除或减少职业性有害因素的危害。如在职业中毒的预防时,采用无毒或低毒的物质代替有毒物质,限制化学原料中有毒杂质的含量。如喷漆作业采用无苯稀料,并采用静电喷漆新工艺;在酸洗作业限制酸中砷的含量;在机械模型铸造时,采用无声的液压代替噪声高的锻压等。

(2)生产过程尽可能机械化、自动化和密闭化,减少工人接触毒物、粉尘及各种有害物理因素的机会。加强生产设备的管理和检查维修,防止毒物和粉尘跑、冒、滴、漏及防止发生意外事故。对于噪声,可使用一些材料和装置将噪声源封闭等。

（3）加强工作场所的通风排毒除尘。厂房车间内的气流影响毒物、粉尘的排出，可采用局部抽出式机械通风系统及除尘装置排出毒物和粉尘，以降低工作场所空气中的毒物粉尘浓度。

（4）厂房建筑和生产过程的合理设置。有生产性毒物逸出的车间、工段或设备，应尽量与其他车间、工段隔开，合理地配置，以减少影响范围。

（5）其他技术措施。如矿山的掘进采用水风钻，石英粉厂的水磨、水筛，铸造厂的水爆清砂。在风道、排气管口等部位安排各种消声器，用多孔材料装饰车间内表面吸收反射声，以降低噪声强度等。

4.卫生保健措施

（1）开展职业卫生技术服务。

①建设项目职业病危害预评价和职业病危害控制效果评价：是职业卫生监督的重要内容，是预防、控制和消除职业病危害，从源头控制或消除职业病危害，防制职业病，保护劳动者健康。建设项目职业病危害预评价的目的是识别、分析建设项目可能产生的职业病危害因素，评价危害程度，确定职业病危害类别，为建设项目职业病危害分类管理提供科学依据。建设项目职业病危害控制效果评价的目的是明确建设项目产生的职业病危害因素，分析其危害程度及对劳动者健康的影响，评价职业病危害防护措施及其效果，对未达到职业病危害防护要求的系统或单元提出职业病防制措施的建议，并针对不同建设项目的特征，提出职业病危害的关键控制点和防护的特殊要求，为卫生行政部门对建设项目职业病防护设施竣工验收提供科学依据，为建设单位职业病防制的日常管理提供依据。

②工作场所职业病危害因素的检测与评价：目的在于及时发现和动态掌握工作场所中潜在的职业性有害因素的种类、存在形式、浓度（强度）、消长规律等，为改善劳动条件和实施有效的干预措施提供依据。

③职业健康监护：是指以预防职业病为目的，根据劳动者的职业史，通过定期或不定期的健康检查和健康相关资料的收集，连续性地监测劳动者的健康状况，分析劳动者健康变化与所接触的职业病危害因素的关系，并及时地将健康检查资料和分析结果报告给用人单位和劳动者本人，以便采取干预措施，保护劳动者健康。职业健康监护主要内容包括医学监护、接触控制和信息管理。①医学监护：指对职业人群进行医学检查和医学实验以确定其处在职业危害中是否出现职业性疾病。职业健康检查包括上岗前、在岗期间（定期）、离岗时和应急健康检查，应由省级卫生行政部门批准从事职业卫生检查的医疗卫生机构承担。主

要内容包括就业前健康检查、定期健康检查、离岗或转岗时体格检查和职业病健康筛查。就业前健康检查是指对准备从事某种作业人员进行的健康检查,目的在于了解受检查者原来的健康状况和各项基础,可发现职业禁忌证,防止接触劳动环境中的有害因素而使原有疾病加重,或对某种有害因素敏感而容易发生职业病。职业禁忌证在我国《职业病范围和职业病患者处理办法》中作出明确的规定。定期健康检查是指按一定时间间隔对从事某种有害作业的职工进行健康状况检查。目的在于及时发现职业性有害因素对职业人群的健康损害和健康影响,对作业者进行动态健康观察,从而使作业者得到及时治疗或适当的保护措施,对作业场所中职业性有害因素能及时采取预防措施,防止新的病例继续出现,同时,也为生产环境的防护措施效果评价提供资料。关于定期检查的间隔时间,一般可根据毒物的特性、接触方式、接触程度以及劳动条件等情况而定。职业性有害因素所致职业病的特殊体检项目根据国家颁布的《职业病诊断标准及处理原则》中的有关规定执行。离岗或转岗时体格检查是指职工调离当前工作岗位时或改换为当前工作岗位前所进行的检查。目的是为了掌握职工在离岗或转岗时的健康状况,分清健康损害责任,同时为离岗从事新岗位的职工和接受新岗位的职工的业主提供健康与否的基础资料。要求根据作业者拟从事工种和工作岗位,分析其可能存在的职业性有害因素及其对人体健康的影响,确定特定的健康检查项目。应考虑到有些职业性有害因素的健康危害效应是远期的,健康损害可能出现较晚,因此,还需要对接触这些有害因素的作业者进行离岗后的医学观察。职业病健康筛查是指对接触职业性有害因素的职业人群进行的筛选性医学检查。目的在于早期发现某种职业性疾病的可疑患者或发现过去没有认识的可疑的健康危害,并进一步进行确诊和早期采取干预措施或治疗措施,评价暴露控制措施及其他初级预防措施效果。②接触控制:主要包括职业环境监测和接触评定。职业环境监测是对作业者作业环境进行有计划、系统的检测,分析作业环境中有害因素的性质、浓度(强度)及其时间、空间的分布及消长规律。职业环境监测是职业卫生的重要常规工作,按照《职业病防治法》要求,企业应该根据工作规范,定时地监测作业环境中有毒有害因素。通过职业环境监测,既可以评价作业环境的卫生质量,判断是否符合职业卫生标准要求,也可以估计在此作业环境下劳动的作业者的接触水平,为研究接触-反应(效应)关系提供基础数据,进而确认安全的接触限值。接触评定与效应评定相对应,是通过对毒理学测试、环境监测、生物监测、健康监护和职业流行病学调查的研究资料进行综合分析,定性和定量的认定和评定职业性有害因素的潜在不良作用,并对其进行管理,为评价接触-反应(效应)关系及危险度分析提供依据。接触评定的内容主要包括接触人群特征分析,包括接触人群的数量、性别、年龄分布等,接触途径及方式评定,接触水平的估测。除采用作业环境监测和生物监测的资料来估算接触水平外,还应注意所研究人群通过食物、饮水及生活环境等其他方式的接触。③信息管理:信息管理是为了有效地开发和利用信息资源,以现代信息技术为手段,对信息资源进行计划、组织、领导和控制的社会活动。健康监护信息管理在于对职业健康监护的环境监测资料和有关个人健康资料,如劳动者的职业史、职业病危害接触史、职业健康检查结果和职业病诊疗等建立健康监护档案,并及时进行整理、分析、评价和反馈,实现职业健康监护工作信息化,利于职业病的防制。

④其他职业卫生技术服务:如职业病防护设施与职业病防护用品效果评价、化学品毒性鉴定、放射卫生防护检测与评价等。取得职业卫生技术服务机构资质的单位,通过这些职业卫生技术服务,可为企业提供一系列职业病危害因素控制的资料和建议,也为有效地消除或控制职业病的危害提供依据。

(2)合理使用个体防护用品:个体防护用具主要有防毒防尘面具、防护服装及防护油膏等。防毒防尘面具包括各种口罩和面具,防护服装包括安全帽(或头盔)、工作服、手套、围裙、长筒靴、防护眼镜等。

(3)合理供应保健食品和饮料:如对接触职业性毒物的劳动者,应根据所接触毒物的毒作用特点,在保证平衡膳食的基础上,补充某些特殊需要的营养成分(如维生素、无机盐、蛋白质等)。

三、职业中毒的预防和控制

近年来,我国职业中毒危害有不断加重的趋势,呈现以下特点:急性中毒明显多发,恶性事件有增无减;硫化氢、一氧化碳等窒息性气体以及苯中毒问题比较突出;新的职业中毒不断出现;中小企业和个体作坊的职业中毒呈上升趋势;农民工成为职业中毒的主要受害者。我国职业中毒人数在职业病发生人数中占有相当大的比例,是职业病防制的重点。

(一)职业中毒的表现与诊断

职业中毒可累及全身多系统的变化,其临床表现较为复杂,与中毒类型、毒物的靶器官有明显关系。例如,有些毒物(如一氧化碳、硫化氢、氯气、光气等),因其毒性大、蓄积性作用不明显,在生产事故中常引起急性中毒;有些毒物(如重金属类毒物),在产生环境条件下,常表现为慢性中毒。同一种毒物,不同中毒类型对人体的损害有时可累及不同的靶器官,如急性苯中毒主要影响中枢神经系统,而慢性苯中毒主要引起造血系统的损害。

1.职业中毒的表现形式

(1)急性职业中毒:通常是指在一次或一个工作日内接触生产中有害因素而引起的职业中毒。可在接触毒物后立刻发病(如吸入高浓度硫化氢)或数小时后发病(如吸入光气、氮氧化物等)或1~2天后发病(如吸入高浓度溴甲烷、四乙基铅等)。

(2)慢性职业中毒:由于长期受到职业有害因素的影响所导致的职业中毒。常为低浓度、长期接触,往往在接触毒物几个月,甚至数年后才发病。

(3)亚急性中毒:介于急性中毒和慢性中毒之间,一般在接触毒物一个月内发病,如急性铅中毒。

2.职业中毒的主要临床表现

职业中毒按主要受损系统而具有不同的表现。

(1)神经系统:多种职业有害因素可选择性地作用于神经系统而导致损害,如金属、类金属及其化合物、窒息性气体、有机溶剂和农药等。临床表现为中毒性脑病、多发性神经炎和神经衰弱综合征。

(2)呼吸系统:引起呼吸系统损害的毒物主要是刺激性和窒息性气体,如氯气、光气、氮氧化物、二氧化硫、硫酸二甲酯等。一次大量吸入某些气体(如氨、氯、二氧化硫),可引起喉痉挛、声门水肿,甚至发生肺水肿,严重时可发生呼吸道机械性阻塞而窒息死亡;有些高浓度刺激性气体(如氯气),可使鼻黏膜内神经末梢受到刺激,引起反射性呼吸抑制;麻醉性毒物及有机磷农药可直接抑制呼吸中枢;有些毒物(如二异氰酸甲苯酯)可引发过敏性哮喘;一些毒物(如砷、铬等)还可引起肺部肿瘤及肺纤维化、肺气肿等。

(3)血液系统:许多毒物对血液系统具有毒性作用。例如,苯和三硝基甲苯、有机氯农药可损伤造血功能,引起白细胞、血小板计数减少,甚至再生障碍性贫血;苯的氨基、硝基化合物及亚硝酸盐可导致高铁血红蛋白;砷化氢、锑化氢、硒化氢、有机磷农药、苯胺、苯肼、硝基苯等可引起溶血性贫血。

(4)消化系统:消化系统的损伤包括口腔病变、胃肠病变和肝损伤。例如,汞中毒可引起口腔炎;汞盐、三氧化二砷急性中毒导致急性胃肠炎;四氯化碳、氯仿、砷化氢、三硝基甲苯中毒导致急性或慢性中毒性肝病。

(5)循环系统:有些毒物以心脏作为靶器官之一,引起循环系统的损害。例如,锑、铊、有机汞农药、四氯化碳和有机溶剂等可直接损害心肌;镍通过影响心肌氧化与能量代谢,引起心功能降低、房室传导阻滞;某些氟烷烃(如氟利昂)可使心肌应激性增强,诱发心律失常,促使室性心动过速或引起心室颤动;亚硝酸盐可导致血管扩张,血压下降;一氧化碳、二硫化碳与冠状动脉粥样硬化有关,使冠心病发病增加。

(6)泌尿系统:职业性泌尿系统损害主要表现为急性中毒性肾病、慢性中毒性肾病、中毒性泌尿道损害以及泌尿道肿瘤。例如,四氯化碳、砷化氢、铅、汞、镉等可引起泌尿道损害;β-萘胺、联苯胺可引起泌尿系统肿瘤。

(7)生殖系统:毒物对生殖系统的损害包括毒物对接触者和对后代发育的影响。其中,毒物对接触者生殖系统的影响包括对生殖器官的损害和对内分泌系统的影响;对后代发育的影响是指胎儿结构异常,发育迟缓,功能缺陷甚至死亡等。例如,铅对男性可引起精子数量减少、畸形率增加和活动能力减弱;对女性则引起月经周期和经期异常、痛经和月经血量改变等。

(8)皮肤:毒物对皮肤的损害包括接触性皮炎(如有机溶剂)、光敏性皮炎(如沥青、煤焦油)、职业性痤疮(如矿物油类、卤代芳烃化合物)、皮肤黑变病(如煤焦油、石油)、职业性皮肤溃疡(如铬的化合物、铍盐)、职业性疣赘(如沥青、煤焦油)、职业性角化过度和皲裂(如脂肪溶剂、碱性物质)等。有的毒物还可以引起皮肤肿瘤,如砷、煤焦油等。

3.职业中毒的诊断

职业中毒属于国家法定职业病范畴,而法定职业病的诊断及诊断程序国家均有明确的规定。2002年5月1日开始实施的《中华人民共和国职业病防治法》《职业病目录》中规定的56种职业中毒以及以国家标准形式确定的职业病诊断标准,是正确诊断职业中毒的依据。正确的诊断,不仅仅是医学上的问题,而且直接关系到劳动者能否享受劳动保险待遇和正确执行劳动保护政策。

对于职业中毒的正确诊断,应考虑下列因素。

(1)患者的职业史:定性和定量地获取有关工种、接触职业有害因素的机会和接触程度、工作环境条件资料、工龄等接触史资料。必要时,对职业中毒者的有害因素接触史和现场危害进行现场调查和评价。

(2)体格检查:根据劳动者接触的职业有害因素所致疾病的特点和临床表现,有针对性地进行体格检查。

(3)实验室检查:对于临床表现不明显的职业中毒,应依靠实验室的检查结果进行正确诊断。实验室检查包括测定生物材料中的有害物质,以检测体内有害物质的符合水平,如尿、发、指甲中的重金属含量;测定毒物代谢产物,如接触苯之后,可测尿中酚、马尿酸或甲基马尿酸;测定机体受毒物作用后的生物学或细胞形态的改变,如接触苯之后,可检查血常规,必要时检查骨髓象等。根据上述资料,经过综合分析,得出诊断结论。对于慢性职业中毒,往往需要长期动态随访,才能做出最后判断。在职业中毒的诊断中,应排除职业因素以外的因素所导致的疾病,可通过职业流行病学的方法予以鉴定。没有证据否定职业中毒危害因素与患者临床表现之间的必然联系的,在排除其他致病因素后,应当诊断为职业病。承担职业病诊断的医疗卫生机构在进行职业病诊断时,应当组织三名以上取得职业病诊断资格的执业医师集体诊断。

(二)职业中毒的调查与处理

为了规范职业病危害事故的调查处理,及时有效地控制职业病危害事故,减轻职业病危害事故造成的损害,根据《中华人民共和国职业病防治法》,原卫生部于 2002 年制定了《职业病危害事故调查处理办法》(自 2002 年 5 月 1 日起施行)。县级以上卫生行政部门负责本辖区内职业病危害事故的调查处理。重大和特大职业病危害事故由省级以上卫生行政部门会同有关部门和工会组织,按照规定的程序和职责进行调查处理。

职业病危害事故调查处理的主要内容包括:①依法采取临时控制和应急救援措施,及时组织抢救急性职业病患者;②按照规定进行事故报告;③组织事故调查;④依法对事故责任人进行查处;⑤结案存档。

1.准备工作

为确保职业中毒发生时能够及时开展现场调查处理工作,有效地控制和减少职业中毒造成的危害和影响,在平时做好充分的各项应急准备工作是十分必要的。

(1)组织、指挥和通信等工作的准备:①组织和人员。卫生监督机构和疾病预防控制部门应组建相应的急性职业中毒应急处理小组,小组应包括有关领导、卫生监督员、卫生专业技术人员、有关医务技术人员、检验技术人员等。②分工。急性职业中毒调查处理小组人员必须有明确的职责分工,互相配合,并指定有关科室和人员进行业务值班。③车辆。要保证急性职业中毒调查处理小组的交通车辆的配备或优先使用权。④通信。有条件的单位应配备必要的通信工具。

(2)调查表及文书的准备包括:①"急性职业中毒患者现场劳动卫生学调查表";②"职业中毒报告卡";③"急性职业中毒个案调查表";④"现场采样记录表";⑤有关样品"送检单";⑥有关卫生监督执法文书等。

(3)现场调查采样仪器设备的准备:应装备急性职业中毒现场监测必需的采样仪器设备,并做好的专人保管和准备工作,以便急用。

主要的现场监测必需的采样仪器设备包括:①现场快速监测检验仪器,如快速检气管、快速气体采样仪、采气袋、100 mL 采气针筒等;②便携式、直读式的气体监测仪器,如一氧化碳测定仪、硫化氢气体测定仪、二氧化碳测定仪、氮氧化物测定仪等专用仪器,以利于在较短的时间内明确发生中毒的原因;③充电式的个体气体和粉尘测定仪;④直读式干湿温度计、风速仪和气压表;⑤各种采样脚架、吸收管、橡胶管、橡皮膏、砂轮、采样箱等必备物品。

(4)防护器材的准备:为保护现场调查人员的身体健康,防止发生意外中毒事故,便于开展现场第一线的调查处理工作,调查处理小组应配备一些必需的个人防护设备,如安全帽、防护手套、防护眼镜、防护鞋、防护衣、防护口罩、具有针对性的有效防毒面具、供气式防护面具等。

(5)急救治疗药品的准备:有条件开展现场急救处理工作的卫生监督执行机构和疾病预防控制部门,应配备一些现场急救和治疗需要的药品和器材。①氰化物解毒剂:亚硝酸异戊酯、3%亚硝酸钠、4-二甲氨基苯酚等;②高铁血红蛋白还原剂:亚甲蓝;③有机磷解毒剂:解磷定、氯解磷定、阿托品等;④金属络合剂:EDTA、二巯基丙磺酸钠、二巯丁二钠、青霉胺等;⑤其他如便携式输氧设备、听诊器、注射器材等。

2.职业中毒的报告

发生职业中毒事故时,用人单位应当立即向所在地县级卫生行政部门和有关部门报告。县级卫生行政部门接到职业中毒事故报告后,应当实施紧急报告:①特大和重大事故,应当立即向同级人民政府、省级卫生行政部门和卫生部报告;②一般事故,应当于 6 小时内向同级人民政府和上级卫生行政部门报告。接收遭受职业中毒患者的首诊医疗卫生机构,应当及时向所在地县级卫生行政部门报告。

职业病中毒事故报告的内容应当包括中毒事故发生的地点、时间、发病情况、死亡人数、可能发生原因、已采取措施和发展趋势等。

地方各级卫生行政部门按照《卫生监督统计报告管理规定》,负责管辖范围内职业中毒事故的统计报告工作,并应当定期向有关部门和同级工会组织通报职业病中毒事故发生情况。职业病中毒事故发生的情况,由省级以上卫生行政部门统一对外公布。任何单位和个人不得以任何借口对职业病中毒事故瞒报、虚报、漏报和迟报。

3.现场调查

到达中毒现场后,应与事件处理现场负责人取得联系,并获得配合。如果中毒现场尚未得到控制，应根据获悉的资料和调查得到的资料，立即就中毒事件的现场控制措施、中毒患者人数统计、检伤以及急救处理、救援人员的个体防护、现场隔离带设置、人员疏散等提出建议，并在确保调查人员安全的情况下开展调查工作；如果中毒现场已经得到了控制，应先了解中毒事件的概况（时间、地点、中毒人数、救治情况等），再进行现场勘察。

急性职业中毒的现场调查工作主要开展以下几项内容的调查工作，并填写急性职业中毒患者现场调查的相关表格。

（1）一般情况调查：主要调查发生急性职业中毒的单位名称、性质及隶属情况、单位地址、联系电话、引起职业中毒的原因、接触人数、中毒人数、死亡人数、发生中毒的时间、地点（车间）、产品名称及生产多长时间、有无各类规章制度、中毒发生时的现场状态、中毒者的主要症状和体征等。

（2）职业史的调查：主要调查接触工人、中毒者和死亡者的职业史及可能接触的有毒有害物质情况等。

（3）工艺过程：了解简单的生产工艺过程，对生产过程中的有关化学物质要进行了解、记录，并调查其简单的化学反应式。

（4）中毒经过和原因的调查：急性职业中毒的经过，包括从发生中毒前的操作情况、操作人员情况、使用的仪器设备、原料、产品及机器运行情况以及中毒发生时的情况和发生后的情况等。同时，应向临床救治单位进一步了解相关资料（如中毒者状况、抢救经过、实验室检查结果等），并采集中毒者的生物样品留待检验。

（5）防护情况的调查：调查生产环境有无有效的防护设备和防护措施，了解工人个体的防护情况、工人卫生情况和安全生产教育情况等。防护情况、工人卫生情况和安全生产教育情况等。

4.现场监测

为及时了解发生急性职业中毒的原因，为急性职业中毒的诊断提供依据，要进行现场监测工作，对可疑毒物进行浓度监测并采集样品留至实验室分析。现场空气或其他样品的毒物浓度即使已被稀释也应监测，必要时可在事后模拟现场进行检测作为参考。

（1）样品采集：在了解毒物种类和估测逸散数量及事件发生的具体过程和发生的情况后，再采集有代表性的样品，采样量应足够满足多次重复测定的需要。①环境样品：当毒物以气态和蒸气态形式存在时，使用吸收管、固体吸附剂管、采气瓶或采气袋进行采集，采集方法以集气法为主；当毒物以气溶胶形式存在时，使用滤料（如微孔滤膜、过滤乙烯滤膜等）、采样夹和冲击式吸收管采集；当存在形式不明时,可使用采气瓶或采气袋采集;当毒物呈固态或液态时,一般直接用适宜的工具采入有螺丝扣盖子的玻璃或无色的聚乙烯、聚四氟乙烯容器中,4 ℃冷藏保存。②生物样品:主要为中毒患者或中毒死亡者的血液、尿液。一般情况下,血液样品采集量为 10 mL,尿液样品采集量为 50~100 mL。

(2)现场快速检测:急性职业中毒事件中常用的现场快速检测方法主要有以下四种。①检气管法:具有简便、快捷、直读等特点,可根据检气管变色柱的长度测定出被测气体的浓度。可快速检测一氧化碳、氨气、氯气、二氧化碳、二氧化硫、甲醛、砷化氢、苯、甲苯、二甲苯、甲醇、乙醇、乙烯等多种有毒气体。②比色试纸法:具有简便、快速、便于携带的特点,适用于各种状态的有害物质的测定。常用比色试纸检测的物质包括氨气、有机氯农药、一氧化碳、光气、氢氰酸、硫化氢、甲醛、乙醛、二氧化氮、次氯酸、过氧化氢等。③气体检测仪:具有操作简便、快速、直读、精确度高、可连续检测等特点。适于检测的气体包括一氧化碳、二氧化碳、氧气、氢气、臭氧、一氧化氮、二氧化氮、氯乙烯、肼、二氧化氯、甲烷、乙烷、氮气、氯气、二氧化硫、氟化氢、硫化氢、砷化氢、光气、磷化氢、氰化氢、甲苯等。④气相色谱/质谱分析仪和红外线谱仪:精确度高、检测范围广,适用于未知毒物和多种混合毒物存在的现场。可为车载式或其他能够现场使用的分析仪,用于各种挥发性有机物的检测。

5.职业中毒事故的处理

(1)用人单位应采取的处理措施:发生职业中毒事故时,用人单位应当根据情况立即采取以下紧急措施。①停止导致职业病中毒事故的作业,控制事故现场,防止事态扩大,把事故危害降到最低限度;低限度。②疏通应急撤离通道,撤离作业人员,组织救险。③保护事故现场,保留导致职业病中毒事故的材料、设备和工具等。④对遭受或者可能遭受急性职业中毒的劳动者,及时组织救治、进行健康检查和医学观察。⑤按照规定进行事故报告。⑥配合卫生行政部门进行调查,按照卫生行政部门的要求如实提供事故发生情况、有关材料和样品。⑦落实卫生行政部门要求采取的其他措施。

(2)卫生行政部门应采取的处理措施:卫生行政部门接到职业中毒事故报告后,根据情况可以采取以下措施。①责令暂停导致职业中毒事故的作业。②组织控制职业中毒事故现场。③封存造成职业中毒事故的材料、设备和工具等。④组织医疗卫生机构救治遭受或者可能遭受急性职业中毒的劳动者。

(3)职业中毒事故调查组及其职责:职业中毒事故发生后,卫生行政部门应当及时组织用人单位主管部门、公安、安全生产部门、工会等有关部门组成职业中毒事故调查组,进行事故调查。事故调查组成员应当符合下列条件:①具有事故调查所需要的专业知识和实践经验;②与所发生事故没有直接利害关系。

职业中毒事故调查组的职责:①进行现场勘验和调查取证,查明职业中毒事故发生的经过、原因、人员伤亡情况和危害程度;②分析事故责任;③提出对事故责任人的处罚意见;④提出防范事故再次发生所应采取的改进措施的意见;⑤形成职业病事故调查处理报告。

(4)卫生行政部门对职业中毒事故的处理:职业中毒事故调查组进行现场调查取证时,有权向用人单位、有关单位和有关人员了解有关情况,任何单位和个人不得拒绝、隐瞒或提供虚假证据或资料,不得阻碍、干涉事故调查组的现场调查和取证工作。卫生行政部门根据事故调查组提出的事故处理意见,决定和实施对发生事故的用人单位的行政处罚,并责令用人单位及其主管部门负责落实有关改进措施建议。职业中毒事故处理工作应当按照有关规定在 90 天内结案,特殊情况不得超过 180 天。事故处理结案后,应当公布处理结果。

(三)职业中毒的综合防制措施

预防职业中毒必须采取综合治理措施,从根本上消除、控制或尽可能减少毒物对劳动者的损害。应遵循"三级预防"原则,推行"清洁生产",重点做好"前期预防"。通过改进生产工艺和生产设备,合理利用防护设施及个人防护用品,以减少劳动者接触毒物的机会和程度。

1.根除毒物或降低毒物浓度

从生产工艺中消除有毒物质,可用无毒或低毒的物质代替有毒或高毒的物质,如用无苯材料代替苯和二甲苯;降低毒物浓度,减少人体接触毒物水平;严格控制毒物逸散,避免直接接触。对于逸出的毒物,要防止其扩散,采取密闭生产和局部通风排毒,以减少接触毒物的机会;经通风排出的毒物,必须加以净化处理后方可排放,或直接回收利用。

2.合理安排工艺和生产工序布局

采用的生产工艺、建筑与生产工序的布局应符合职业卫生要求。对于有毒物逸散的作业,应在满足工艺设计要求的前提下,根据毒物的毒性、浓度和接触人数等对作业区实行区分隔离,以免产生叠加影响。有害物质的发生源应布置在主要作业场所的下风侧。

3.加强个体防护

加强个体防护是防制职业中毒的重要措施。劳动者在生产过程中应准确选用和使用个人防护用品。个人防护用品包括呼吸防护器、防护帽、防护眼镜、防护面罩、防护服、皮肤防护用品等。在有毒物质作业场所,应设置必要的卫生设施,如盥洗设备、淋浴室、更衣室和个人专用衣箱等。此外,还应教育劳动者养成良好的卫生习惯,制定工作场所的卫生防护制度,以减少职业中毒的发生。

4.健全职业卫生服务

健全的职业卫生服务在预防职业中毒中极为重要。应按照国家的规定,定期或不定期监测作业场所空气中毒物浓度,将其控制在国家标准浓度以下。对接触有毒物质的劳动者实施上岗前体格检查,排除职业禁忌证。对于已经上岗的劳动者进行定期健康监护检查,发现早期的健康损害,以便及时处理。因地制宜地开展各种体育锻炼,组织劳动者进行有益身心健康的业余活动,以增强劳动者的体质。

5.强化安全卫生管理

企业的各级领导必须强化法制观念,在工作中认真贯彻执行国家有关预防职业中毒的法规和政策。企业要重视职业中毒的防治工作,结合企业内部接触毒物的性质和使用状况,制定预防措施和安全操作规程。建立相应的安全、卫生和处理应急事故的组织领导机构。做好管理部门与作业者职业卫生知识的宣传教育,使有毒作业人员充分享有职业中毒危害的知情权,企业安全卫生管理者应尽"危害告知"义务,共同参与职业中毒危害的预防与控制。

第四章

传染病的预防控制与监督

第一节　传染病的历史、现状及未来

自有文字记载，就有了人类与各种病原所致传染病做斗争的记录。许多病原微生物都是宇宙间非常古老的物种，在自然界中长期存在并不断进化。时至今日，一些古老的传染病被消灭或控制，又不断有新的或老的传染病以新的面目出现。因此，人类与病原微生物的斗争是永无止境的。

一、传染病的历史

纵观数千年的文明史，传染病对人类历史的发展进程产生了深远影响，给人类社会带来的灾难和创伤比战争和饥荒的总和还要大。最早关于传染病暴发的记载是公元前 2 世纪至公元前 3 世纪印度和埃及出现的天花，其后，在印度、中国、罗马等多个国家和地区流行，造成大批人口死亡。到 17、18 世纪，天花是欧洲最严重的传染病，死亡人数高达 1.5 亿，最严重的是公元前 430 年至公元前 427 年，雅典发生大瘟疫，近半数人口死亡，几乎摧毁整个雅典。公元前 6 世纪，第一次世界性鼠疫大流行，疫情自中东开始，沿地中海蔓延，死亡人数近亿人。此后，又暴发过多次大流行。时至今日，鼠疫在北美、欧洲等地已几近绝迹，但在非洲及亚洲地区仍时有发生。

到了 16 世纪，流感肆虐，1510 年，英国发生有案可查的第一次流感。此后，在 1580 年、1675 年、1733 年，欧洲出现过 3 次大规模流感流行。1918—1919 年席卷全球的西班牙大流感使人们闻之色变。这次流感是 1918 年 2 月首发于美国堪萨斯州的芬森军营，其暴发夺去了 4 000 万人的生命。之后很快又传播至底特律等 3 个城市，3 月美国远征军乘船带至欧洲前线，4 月传播至法国军队，然后传至英国和其他国家军队,5月达意大利、西班牙、德国、非洲以及印度孟买和加尔各答,6月由英国远征军传播至英国本土,然后至俄罗斯、亚洲(中国、菲律宾)、大洋洲(新西兰),1919年1月达澳大利亚,在不到一年的时间席卷全球。估计全世界患病人数在5亿以上,发病率20%～40%,死亡人数达4 000多万,比第一次世界大战死亡的总人数还多。

19世纪至20世纪末,霍乱在世界范围内的大规模流行共有8次,地区性相对小的流行多次。1817—1823年,第一次霍乱大流行,自印度横河三角洲开始逐渐蔓延到欧洲,仅英国就死亡6万余人。此后的7次大流行,几乎遍及全球各国,尤其1961年的第7次,始于印度尼西亚,涉及五大洲140多个国家和地区,感染者350余万。

除了这些大规模暴发的烈性传染病之外,结核、疟疾、登革热、伤寒等传统的传染病的流行也对人类造成很大的伤害。

二、传染病现状

近年,就全球范围而言,一些经典的传染病逐渐被控制,如天花已被彻底消灭,麻疹、白喉、猩红热、脊髓灰质炎等发病率明显下降。但近30年来,全球范围内新出现传染病40余种,其中大部分为人畜共患传染病,原本已经控制的传染病有再次抬头的趋势,如结核病;一些经典的传染病以新的面目出现,呈现出传染性更强、致病性更烈的情况,如1976年首次在苏丹近赤道西部省和扎伊尔周边地区流行(现在的刚果民主共和国)的埃博拉出血热,传播速度快,传染性强,患者一旦发病,可在24小时内死亡。1976年6～9月,苏丹发现了284例埃博托病毒感染者,117例死亡。在扎伊尔共有318例,280例死亡。1995年扎伊尔再次出现大流行,315例感染,244例死亡。此后,在科特迪瓦、加蓬等国家和地区出现暴发,致多人死亡;1981年出现的获得性免疫缺陷综合征(艾滋病)对全球造成的危害巨大,截至2010年底,全球共有3 400万名艾滋病病毒感染者,中国累计报告艾滋病病毒感染者、艾滋病患者共计379 348例,其中艾滋病患者138 288例,死亡报告72 616例。20世纪90年代确定的丙型、戊型肝炎,至今仍是主要的传染病。2003年年底出现的SARS、2005年年底出现的人高致病性禽流感,都是既往已经存在的病毒出现新的变异,以新的面目出现的烈性传染病,对感染人类造成的危害极其严重。

与全球趋势一致,目前我国传染性疾病也呈现出一些新的特点:传染病总体发病率逐年下降,多数经典传染病发病率明显下降,但部分传染病发病率有所回升,如霍乱、伤寒、结核病等;新发传染病如艾滋病、甲型 H1N1 流感、军团菌病及莱姆病等不断涌现;由于儿童预防接种,部分传染病如麻疹发病年龄上移;由于抗生素耐药性问题,A 组链球菌疾病复燃,葡萄球菌中毒休克综合征出现了新的特点。另外,由于传染病格局变化与国家经济社会水平的提高,非传染性感染病相对增多。

据卫健委数据统计,2010 年(2010 年 1 月 1 日零时至 12 月 31 日 24 时),全国共报告法定传染病发病 6 409 962 例,死亡 15 257 例,报告发病率为 480.24/10 万,死亡率为 1.14/10 万。2010 年,全国甲类传染病发病 164 例,其中人间鼠疫发病 7 例,死亡 2 例,霍乱发病 157 例,无死亡,报告发病率为 0.011 8/10 万。报告人感染高致病性禽流感发病 1 例,死亡 1 例。乙类传染病除传染性非典型肺炎、脊髓灰质炎和白喉无发病、死亡报告外,其他共报告发病 3 185 768 例,死亡 14 287 人。甲乙类传染病报告发病率为 238.69/10 万,死亡率为 1.07/10 万,分别较 2009 年下降 10.08%、4.26%。报告发病数居前 5 位的病种依次为病毒性肝炎、肺结核、梅毒、细菌性和阿米巴性痢疾、淋病,占甲乙类传染病报告发病总数的 94.97%;报告死亡数居前 5 位的病种依次为艾滋病、肺结核、狂犬病、病毒性肝炎和甲型 H1N1 流感,占甲乙类传染病报告死亡总数的 96.49%。丙类传染病中,除丝虫病无发病、死亡病例报告外,其他共报告发病 3 224 030 例,死亡 968 人,报告发病率为 241.55/10 万,死亡率为 0.07/10 万,分别较 2009 年上升 33.72%、131.63%。报告发病数居前 5 位的病种依次为手足口病、其他感染性腹泻病、流行性腮腺炎、急性出血性结膜炎和流行性感冒,占报告发病总数的 98.49%。报告死亡数居前 3 位的病种依次为手足口病、其他感染性腹泻病和流行性感冒,占报告死亡总数的 98.66%。

2010 年甲乙类传染病中的呼吸道传染病、自然疫源及虫媒传染病、肠道传染病、血源及性传播传染病报告发病率分别下降了 18.97%、13.02%、8.26% 和3.76%。肠道传染病中霍乱和戊型肝炎发病数上升,甲型肝炎、伤寒/副伤寒、未分型肝炎和痢疾发病数下降;呼吸道传染病中除百日咳发病数略有上升外,甲型 H1N1 流感、流行性脑脊髓膜炎、麻疹、肺结核和猩红热报告发病数均有不同程度的下降;自然疫源及虫媒传染病中钩体病和流行性出血热发病数上升,人感染高致病性禽流感、疟疾、鼠疫、流行性乙型脑炎、登革热、炭疽、狂犬病和布鲁菌病发病数下降;血源及性传播传染病中艾滋病、梅毒和丙型肝炎发病数略有上升,淋病和乙型肝炎发病数下降。

除法定传染病之外,一些新发现的传染病时有流行,近年对我国造成严重影响的新发传染病有2003年的SARS,2006年的人感染高致病性禽流感,以及2009年的甲型H1N1流感,都是病毒出现变异以后出现了传染性和致病性增强等新的特点。自2008年以来,手足口病在全国多个地区不同程度流行。2009年,河南、山东、安徽等地相继出现发热伴血小板减少综合征,发病者多为青壮年农民,有蜱叮咬史,在患者体内分离出了一种新型的布尼亚病毒,但根据临床表现,人粒细胞无形体也可能是本病的病原体,所幸的是,此后发病逐渐减少。2011年底,我国某部发生新型重组型腺病毒疫情,先后有上千人感染,发病者以肺炎和咽部症状为突出表现。

总体来说,人类与传染病及寄生虫病的斗争虽然取得了巨大的成绩,但又不断地有某些新的传染病出现,对从事传染性疾病与感染性疾病的医务工作者来说,既是巨大的挑战,也是振兴传染病学的难得机遇。

三、传染病未来的挑战与对策

虽然新发传染病没有在我国造成长期大规模流行,但未来仍需给予足够的重视,因为这些传染病如果没有被及时发现和控制,可能会导致在全国甚至全球范围传播。SARS的流行是最好的例证。当年全球共有近8 000例SARS病例,其暴发清楚地展现了一种新发传染病是怎样导致全球范围内的社会动荡和经济衰退的。虽然H5N1型禽流感病毒没有在人群间传播的证据,但是可能发生的基因突变将影响其传染性,或者导致其他具有大范围流行潜能的流感病毒的出现。从近几年新发传染病情况看,由动物传染给人类的人畜共患病在中国以及全世界的新发传染病疫情中较突出。家禽、家畜与野生动物成为威胁人类健康的已知及新的微生物来源。人口规模和密度的不断扩大,增加了人和动物的接触机会,这也增加了既往未知微生物侵入人类的可能性。在中国,财富的增长提高了动物蛋白的消费需求,也提高了食源性动物的饲养数量,尤其是猪和家禽类。与大多数发展中国家一样,中国的食源性动物饲养地与人类居住地紧密相连,从而增加了疾病由动物传给人类的风险。中国人对新奇食物的喜好进一步增加了疾病由动物传染给人的危险。既往不用作食物的动物现在在中国市场也较易获得,这就导致了不同种类动物与人类的接触以及动物间的接触。通过饲养、收购、运输、销售、屠宰、加工和消费这些动物及其产品,人们可以接触到动物身上的各种微生物。活体动物跨边境运输和贸易是病原微生物传播到新的动物和人类的另一种途径。某些动物和鸟类会迁徙或飞翔,而并非生活在限定的区域,这使得动物之间出现多种微生物传递。动物群体中存在其他一些尚未明确但可能使人类致病的微生物。值得注意的是,在动物群体中频繁使用抗微生物药物(包括抗病毒药物)可导致引起人类感染的细菌和病毒的耐药性。在中国暴发的猪链球菌病的菌株就具有抗四环素耐药性。

因此,未来人类应始终提高警惕,防止已控制传染病的再现及新传染病的出现。首先这就要求全社会共同参与,做到人类自身与大自然的和谐,防止原本存在于动物体内和在自然界潜伏的病原微生物寻找新的宿主并引起疾病流行。其次,要强化与传染病长期斗争的意识,社会的发展、生物科学技术的进步永远也不可能彻底消灭所有的传染病。再次,加强病原微,生物的研究,有利于当新的传染病出现时,能够快速地明确病原,早期介入,减少流行规模、控制疫情。最后,加强国际合作,共同预防至关重要,因为微生物是无国界的,它的传播不受限制。

四、防治传染病、任重道远

无论过去、现在还是未来,传染病都将是人类生存与健康的严重挑战。在解决现有传染病防治工作中面临的挑战和问题的同时,也要思考未来如何应对已知传染病以及新发传染病。医务工作者,特别是从事传染病相关的工作者除掌握先进的科学技术、敏感的监测系统和采取有效的干预措施外,还需要通过适宜的渠道对有感染危险的社区群众进行预警,并指导他们采取正确的防护措施。

第二节　传染病流行的三个基本环节

一、传染源

传染源是指病原体已在体内生长繁殖并能将其排出体外的人和动物。主要为患者、隐性感染者、病原携带者(排菌者)或称带菌(虫)者和受感染的动物。他们作为传染源的重要性在不同的传染病中有所不同:有时患者是重要传染源,有时带菌者是重要传染源。

(一)患者

患者在大多数传染病中是重要的传染源,但在不同病期的患者,其传染性的大小可以不同。一般情况下,在临床症状期传染性为最大,因这时排出病原体的数量最大,从而感染周围人群的机会也较大。病愈后病原微生物也随着消失,如菌痢、流行性感冒、伤寒、麻疹等。某些传染病在潜伏期即具有传染性,如甲型及戊型肝炎、水痘等。因此,为制定传染病散播的隔离时间,应参照其有关传染期。急性患者借其症状(咳嗽及吐、泻)而促进病原体的播散;慢性患者可长期污染环境;轻型患者数量多而不易被发现。在不同传染病中,不同类型患者的流行病学意义各异。

(二)病原携带者

病原携带者按病原携带时间可分为潜伏期病原携带者、病后病原携带者和健康病原携带者,在后者中可能也夹杂一部分隐性感染病例。某些感染病中,病原携带者成为重要传染源,如伤寒、流行性脑脊髓膜炎(简称流脑)、菌痢、乙型病毒性肝炎、脊髓灰质炎、白喉等病原携带者。这些病原携带者主要是病后病原携带者和健康病原携带者,称暂时病原携带者。超出了 3 个月者称慢性病原携带者,慢性病原携带者不显出症状而长期排出病原体,在某些传染病(如伤寒、细菌性痢疾)中有重要的流行病学意义。病原携带者作为传染源的意义取决于排出病原体的数量、携带时间、携带者的职业、人群生活环境和卫生习惯等。

(三)隐性感染者

在某些传染病中,如流脑、脊髓灰质炎等,隐性感染者是重要的传染源。隐性感染者虽无临床症状,但体内有病原微生物滋生繁殖,并通过一定途径将病原体排出体外。

(四)受感染动物

以动物为传染源传播的疾病,称为动物源性传染病。这类传染病主要有狂犬病、布鲁司菌病、鼠疫、钩体病、流行性乙型脑炎(简称乙脑)、肾综合征出血热、地方性斑疹伤寒、恙虫病、血吸虫病等。在作为传染源的动物中,以啮齿类动物最为重要,其次是家畜、家禽。有些动物本身发病,如鼠疫、狂犬病、布鲁司菌病等;有些动物不发病,表现为带菌者,如地方性斑疹伤寒、恙虫病、乙脑等。以野生动物为传染源的传染病,称为自然疫源性传染病,如鼠疫、钩端螺旋体病、森林脑炎、肾综合征出血热等。这些病的动物传染源的分布和活动受地理、气候等自然因素的影响较大。且存在于一定地区,并具有较严格的季节性。一般来说,动物源性传染病的患者,传染性不强,因通常并不存在人-人互相传染途径,亦即是人感染后不再传染给别人,所以作为传染源的意义不大。

二、传播途径

病原体从传染源排出后,经过一定的方式再侵入其他易感者,所经过的途径称为传播途径。凡对病原体的传播起作用的一切因素,如水、食物、手等,均称为传播因素。每一种传染病的传播途径不一定相同,同一种传染病在各个具体病例中的传播途径也可以不同,同一种传染病也可以有一种以上的传播途径。传播途径可有空气传播、水的传播、食物传播、接触传播、虫媒传播、土壤传播等。只有针对某一种疾病的发生条件、传播途径和因素进行详细的调查研究,才能有效地控制疾病的流行。

(一)空气传播

空气传播亦称呼吸道传播,包括飞沫、飞沫核、尘埃传播因子的传播,主要见于以呼吸道为进入门户的传染病。所有的呼吸道传染病,如麻疹、白喉、猩红热、百日咳、流行性感冒、流行性脑脊髓膜炎等,都可以通过空气飞沫传播。当患者大声讲话、咳嗽、打喷嚏时,可以从鼻咽部喷出大量含有病原体的黏液飞沫悬浮于空气中,若被易感者吸入,即可造成传染。2002 年底在我国广东省流行的SARS,经流行病学等研究,证明它是通过飞沫传播,有近距离传播的特征。2009 年 4 月在墨西哥首先出现的新型甲型 H1N1 流感病毒流行,随后迅速蔓延世界各地引起大流行,经证实主要是通过近距离空气飞沫或气溶胶经呼吸道传播。凡具有在外界自下而上力较强的病原体,也能通过飞沫使易感病原体吸入后通过尘埃传播而受感染,肺结核往往如此。

(二)水的传播

水的传播主要见于以消化道为进入门户的传染病。水源受到病原体污染,未经消毒饮用后,可发生传染病的流行。水型流行的大小与水源类型、污染程度、饮水量的多少、病原体在水中存活时间的长短等因素有关。不少肠道传染病,如霍乱、伤寒、菌痢、甲型及戊型病毒性肝炎等,都可经水传播。有些传染病是通过与疫水接触而传播,如钩端螺旋体病、血吸虫病等。因为在生产劳动或生活活动时与含有病原体的疫水接触,病原体侵入皮肤或黏膜而造成感染。

(三)食物传播

食物传播主要见于以消化道为进入门户的传染病。包括动植物食品在贮藏、运输和加工过程中被病原体污染,也包括患病动物的肉、蛋、奶及其制品、鱼、蟹、蚶等水产品本身携带病原体。当人生吃或进食半熟的这些含有病原体或被病原体污染的食物时而被感染。所有肠道传染病病原体如甲型肝炎病毒（HAV）、沙门菌属、空肠弯曲菌、布鲁司菌、鼠疫杆菌、结核分枝杆菌、炭疽杆菌、肺吸虫、华支睾吸虫、旋毛虫、猪带绦虫和囊尾蚴等，以及个别的呼吸道传染病，如结核、白喉、流行性感冒等，可通过污染食物而造成传播。伤寒、痢疾和霍乱病菌可经过患者的排泄物或手指和苍蝇而污染食物，也可能污染水、牛奶、冰激凌或其他粮食。食物作为传播途径的意义与病原体的特性、食物的性质、污染程度、食用的方式和人们的卫生习惯等有着密切的关系。因聚餐某一种被污染食物，常可引起参加聚餐者发生相应疾病的食物型暴发。临床表现为病情较重，潜伏期较短。蔬菜被粪便污染后，可传播肠道传染病和寄生虫病，如伤寒、痢疾、蛔虫病等。不生吃可能受污染的食物和加强食品卫生管理是主要的预防措施。

（四）接触传播

接触传播又称日常生活接触传播，既可传播消化道传染病（如痢疾），也可传播呼吸道传染病（如白喉）。有直接接触和间接接触两种传播途径。间接接触传播在肠道传染病中尤为多见。即经被病原体污染的手、公用餐具、公用卫生用具及儿童公用玩具等，经易感者接触后而引起感染造成传播。直接接触是指传染源与易感者不经过任何外界因素而直接接触所造成的传播，包括性接触及皮肤黏膜直接接触传播。存在感染病患者及携带者的血液、阴道分泌物、精液及唾液内的病毒，当易感者与其发生性接触，则通过易感者的破损皮肤黏膜传播。如经过不洁性接触（包括同性恋、多个性伴侣的异性恋及商业性行为）可传播 HIV、HBV、HCV、梅毒螺旋体、淋病奈瑟菌等。人被狂犬所咬，接触天花、带状疱疹和单纯疱疹患者，有些皮肤化脓性病如脓疱疮等，经皮肤黏膜感染也属于直接接触传播的范畴。

（五）血液传播

血液传播指病原体存在于携带者或患者的血液中，通过输血及血制品、单采血浆、器官和骨髓移植传播。未使用一次性或消毒的注射器，医疗检查、治疗和手术器械和针灸等使用后未做到"一用一消毒"等管理措施而将病原体注入或经破损伤口侵入易感者体内而传播，如疟疾、HBV、HCV、HIV 感染等。

（六）虫媒传播

虫媒是指节肢动物，其中包括昆虫纲内的蚊、蚤、蝇、虱等，蜘蛛纲内的蜱、螨（恙虫）等。这些节肢动物媒介可以通过叮咬吸血传播某些传染病，如疟疾、乙脑、黑热病、森林脑炎、肾综合征出血热、丝虫病、恙虫病等。人与人之间如无虫媒存在,这些病并不互相传染。虫媒传播的疾病,根据节肢动物的生活习性,有严格的季节性,有些病例还与患者的职业与地区有关,如森林脑炎。虫媒将病原体机械携带或体内传播传染病,这在肠道传染病中常常可看到其传播作用,但所携带的病原体一般存活时间短(只 2～3 天)。有些病原体在虫媒体内,不仅能生长繁殖,甚至可经卵传给后代,如森林脑炎之在蜱,流行性乙型脑炎病毒之在蚊,恙虫病立克次体之在螨,但节肢动物不是病原体发育繁殖的良好场所,且受着外界环境影响的限制,虽能起到传染源的作用,但不能算作传染源,而通常称作媒介,主要起传播作用。

(七)土壤传播

有些肠道寄生虫卵,如钩虫卵、类圆线虫卵等,必须在土壤中发育至一定阶段成为感染期蚴,经口或幼虫钻入皮肤才能引起感染。有些细菌,如破伤风、炭疽等芽孢可长期保存在土壤中,易感者接触了这些土壤可以构成这些传染病的传播途径。

(八)医源性传播

医源性传播指在医疗、预防工作中,人为地造成某些传染病的传播。通常有两种类型:一类是指易感者在接受治疗、预防或检验措施时,由于所用器械受医护人员或其他工作人员的手污染或消毒不严而引起的传播,如丙型肝炎、乙型肝炎、艾滋病等;另一类是药厂或生物制品受污染而引起传播,如用因子Ⅷ制剂曾引起艾滋病。

(九)垂直传播

垂直传播即有血缘关系的亲代将携带的病原体传播给下一代,也称为母婴传播,如艾滋病、HBV 等。母婴传播又包括宫内感染胎儿,产程感染新生儿和生后哺乳密切接触感染婴幼儿。通常把发生在产前的传播称为宫内感染。乙型肝炎病毒(HBV)的垂直传播易形成免疫耐受,是造成我国大量 HBV 慢性感染的重要原因之一。

传染病与寄生虫病可以通过各种不同传播途径和不同传播因素传播,有些传染病可以通过多种途径和因素而传播(在肠道传染病和呼吸道传染病中最为多见)。肠道传染病可以通过水的传播、食物传播、虫媒传播、接触传播等不同途径,其中受污染的水、受污染的食物、携带有病原体的苍蝇、被污染的手都起到传播的作用,也就成为传播因素,但有时接触传播亦可成为传播途径。

三、人群易感性

对某一传染病缺乏特异性免疫力的人称为易感者,易感者在某一特定人群中的比例决定该人群的易感性。易感者的比例在人群中达到一定水平时,如果又有传染源和合适的传播途径,则传染病的流行很容易发生。某些病后免疫力很巩固的传染病(如麻疹),经过一次流行之后,要等待几年当易感者比例再次上升至一定水平,才发生另一次流行。这种现象称为流行的周期性。在普遍推行人工自动免疫的干预下,可把易感者水平降至最低,就能使流行不再发生。

所谓某些传染病的周期性流行是与人群对该病易感有关的。以往曾有麻疹2~3年流行一次、百日咳2~4年流行一次及流脑7~9年流行一次的规律。这种周期性一般见于人口集中的大城市,实施计划生育及预防接种后,这种周期现象即会消失,是可以控制的。职业、性别、年龄的不同,使传染病流行的易感人群也有所差别。6个月以内的婴儿由于母亲传递的免疫力依然存在,喂养及衣着均防护较好,可避免许多病原体的感染。由于野外活动或作业较多,故自然疫源性疾病一般多见于男性。钩体病则是以农业人口为主的传染病。

构成流行过程的三个基本环节的存在仅创造了流行条件,并不等于流行已经形成;只有在自然因素和社会因素这些外界环境条件的影响下,促使了这三个环节的相互联结,流行才会发生。

第三节　感染的发生与感染的结局

感染是指病原微生物侵入机体并在宿主体内复制、繁殖的过程。感染后导致机体功能、代谢、组织结构破坏的病理反应,引起感染性疾病。其中有些感染性疾病具有传染性而称之为传染病。病原微生物包括细菌、病毒、原虫、真菌、螺旋体、立克次体等,甚或是具有致病能力、但并非生物的感染性物质,如朊蛋白。

一、感染的发生

(一)感染的来源

引起机体感染的病原体有外源性和内源性两大类。

(1)外源性感染指来自宿主体外的病原体所引起的感染。传染源主要包括以下几种。①传染病患者:从潜伏期到病后恢复期各阶段,不同病原体在不同阶段可以各种方式在人与人之间传播。②带菌(毒)者:感染病原体后不出现临床症状,并在一定时间内持续排菌(毒),不易被察觉,因此是重要的传染源。③病畜及带菌(毒)动物:某些病原体可引起人畜共患病,如乙型脑炎病毒、炭疽杆菌、布鲁菌和鼠疫耶尔森菌等,病原体在人和动物中间传播。④媒介昆虫。

(2)内源性感染主要指机体内正常菌群引起的感染,也称之为自身感染,如大肠埃希菌;也包括原发感染后潜伏在体内的病原体又重新感染,如单纯疱疹病毒、结核分枝杆菌等。内源性感染具有条件依赖性,是医院感染的一种常见现象。

(二)病原体入侵部位

病原体主要经呼吸道、消化道、泌尿生殖道、皮肤等处侵入机体。不同的病原体有其特殊的入侵部位,如痢疾杆菌须进入肠道才能生存并引起疾病。有些病原体经节肢动物叮咬将病原体传入体内。

(三)传播途径

感染源排出病原体,经过一定的方式、途径进入其他易感者的体内的方式和途径称为传播途径,每种感染性疾病有其恒定的传播途径,单一或多种途径。

1.呼吸道传播

患者于呼吸、咳嗽、喷嚏、谈话时将病原体排出体外,分布于患者周围的空气中。结核杆菌、炭疽杆菌等耐干燥病原体可存在于尘埃中。易感者可将含有病原体的空气、飞沫和尘埃吸入呼吸道而引起感染,如白喉、猩红热、麻疹等传染病。

2.消化道传播

进食被病原体污染的水、食物而感染,如伤寒、霍乱等。水源污染常可引起传染病的暴发。社会经济条件、环境卫生、居住条件、个人卫生等因素可影响经消化道传播疾病的发生、流行和控制。

3.接触传播

易感者皮肤黏膜与病原体接触而受到感染。

(1)直接接触传播:没有任何外界因素参与下,传染源与易感者直接接触而引起疾病的传播。如性接触、输注携带病原体的血液、血制品等生物制剂、器官移植及使用污染的医疗器械等。

(2)间接接触传播:易感者接触被患者排泄物或分泌物所污染的日常用品、

生产工具而受到感染,又称日常生活接触传播。如某些皮肤传染病、某些呼吸道传染病及人畜共患病等均可经此途径传播。

4.母婴传播

母婴传播也称垂直传播即感染某些传染病的孕妇可通过胎盘血液将体内的病原体传播给胎儿,引起宫内感染,如风疹病毒、麻疹病毒、肝炎病毒及艾滋病病毒等。也有些病原体经孕妇阴道通过宫颈口到达绒毛膜或胎盘引起胎儿感染,如链球菌、葡萄球菌等。还有些病原体存在于母亲产道内,孕妇分娩时感染胎儿的皮肤、黏膜、呼吸道及肠道,如疱疹病毒、淋球菌等。

5.虫媒传播

经蚊、蝇、蚤、虱、蜱、螨及白蛉等吸血节肢动物通过叮咬将病原体传播给人类引起疾病,称之为虫媒传染病,如鼠疫、斑疹伤寒、黑热病、疟疾等。

6.土壤传播

传染源的分泌物或排泄物通过直接或间接方式污染土壤。埋葬死于传染病的人、畜尸体可能污染土壤。某些细菌的芽孢可在土壤中长期生存,如炭疽杆菌和破伤风杆菌等。某些肠道寄生虫病的生活史中有一部分必须在土壤中发育至一定阶段才能感染人,如钩虫卵和蛔虫卵等。这些被污染的土壤可通过破损的皮肤使人类获得感染。经土壤传播病原体的可能性取决于病原体在土壤中的存活力,人与土壤接触的机会与频度、个人卫生习惯等。

各种传染病流行时其传播途径是十分复杂的,一种传染病可同时通过几种途径传播,如细菌性痢疾可经水、食物、媒介节肢动物及接触等多种途径传播。因此,当某种传染病在人群中蔓延时,必须进行深入的流行病学调查才能了解其真正的传播途径,从而采取有针对性的防制措施。

(四)病原体在体内的定位

病原体侵入机体后,依靠其与宿主组织的特异性结合能力而定植于特定器官或组织,引起该部位的病变,这些器官或组织称为该种病原体的定位或靶器官。其中能够排出大量病原体的定位对疾病的传播具有重要意义,称为特异性定位。特异性定位不但与疾病的传播有关(排出病原体污染环境,传染他人),也与该病原体在长期进化中形成的特性有关。病原体在局部繁殖时分泌的毒素也可随血流扩散而引起远处组织的病变,如白喉引起的心肌炎。侵袭力强的病原体,可通过血流、淋巴或直接扩散到其他组织或器官,引起该脏器的病变,如病毒性肝炎和乙型脑炎等。病原体在宿主体内的定位可以有一个,也可以有数个,按感染先后分为原发性定位与继发性定位,如脑膜炎球菌的原发性定位在鼻咽黏膜,继发性定位在血及脑膜。特异性定位在多数情况下是原发性定位(如鼻咽部既是脑膜炎球菌的原发性定位,又是其特异性定位),有时也是继发性定位。

二、感染的结局

(一)感染决定因素

病原微生物侵入机体后是否导致感染,以及感染后的结局如何,主要取决于病原体的致病力、机体抵抗力和周围环境三个方面。

1.病原体的致病力

病原体致病力包括病原体的数量、致病力、特异性定位及变异等决定因素。

(1)病原体数量:同一疾病中,病原体的数量与其致病力呈正相关。不同的病原体有着不同的致病量。

(2)病原体毒力:构成毒力的物质称为毒力因子,包括侵袭力和毒素。侵袭力指病原体突破宿主防御功能侵入机体并在机体内扩散的能力,包括吸附和侵入、繁殖与扩散及抵抗宿主防御等方面的能力。毒力是指病原体产生各种毒素的能力。毒素分为外毒素和内毒素两大类:外毒素与宿主靶器官的受体结合进入细胞内起作用,如破伤风毒素和白喉毒素。内毒素通过激活单核-巨噬细胞释放细胞因子起作用,如革兰阴性杆菌的脂多糖。不同的病原体有不同的致病力,这取决于其毒力和侵袭力的有无及大小,有的病原体两者兼而有之,有的则仅有其一。

(3)病原体变异和耐药性:微生物的变异是其进化的基础。抗微生物药物对微生物群体有很强的选择压力,病原体可因自身遗传基因和外界环境的影响,获得某些耐药性质粒而发生变异。变异可使病原体的性质、致病力发生改变,往往可逃避机体的特异性免疫作用,有利于感染的持续,甚至使疾病的传染过程、病情、传染病的流行态势发生变化。不同病原体的变异性不同,如流感病毒、艾滋病病毒的变异性很强,而麻疹病毒的变异性较弱。

2.机体的防御能力

人体有三道防线对抗外来感染。第一道是皮肤及呼吸道、消化道、生殖泌尿道等黏膜组织;第二道是纤维组织、肝、脾、淋巴结,以及白细胞、单核细胞等。第一道防线和第二道防线属于人体的非特异性免疫系统。第三道就是人体的特异性免疫系统,由免疫器官和免疫细胞借助血液循环和淋巴循环组成。当机体具有强大而完善的防御能力时,入侵的病原体则被杀灭或排出体外,不发生感染;当机体防御能力低下或病原体数量大、致病强时,病原体则在体内生长、繁殖而发生感染。

(1)非特异性免疫:指经遗传而获得,机体在发育过程中形成,是人体对入侵的各种病原以及其他异物的清除能力。其作用并非针对某种特定的病原体,非特异性免疫也称同有免疫。同有免疫系统包括以下几部分。①同有屏障:皮肤与黏膜为机体的外部屏障,可通过机械方式阻挡病原体入侵。内部屏障有血-脑屏障和胎盘屏障,对中枢神经系统和胎儿起到相当的保护作用。②吞噬细胞、自然杀伤细胞、树突状细胞等同有免疫细胞。③体液因子:正常体液和组织中存在的多种具有杀伤或抑制病原菌作用的可溶性分子,包括补体、酶类物质、各种细胞因子(干扰素、肿瘤坏死因子等)。

(2)特异性免疫:又称获得性免疫或适应性免疫,是经感染(病愈或无症状的感染)或人工预防接种(菌苗、疫苗、类毒素等)而使机体获得抵抗感染的能力。这种免疫并非生来就有,它需要经历一个过程才能获得,只针对一种病原体。一般是在病原微生物等抗原物质刺激后才形成的(免疫球蛋白、免疫淋巴细胞),并能与该抗原发生特异性免疫反应。特异性免疫:①细胞免疫。T细胞是细胞免疫的主要细胞。已致敏的T淋巴细胞再次遇到该抗原时,产生特异性的细胞毒作用,并释放多种细胞因子,杀伤病原体及其寄生的细胞。在清除寄生于细胞内的病原菌方面,细胞免疫起着非常重要的作用,如立克次体、各种病毒及某些细菌如结核杆菌、伤寒杆菌等病原的清除。在抗感染免疫中,细胞免疫既是抗感染免疫的主要力量,参与免疫防护,又是导致免疫病理的重要因素。②体液免疫。通过B细胞产生抗体来达到保护目的的免疫机制。B细胞受到抗原刺激后,从浆母细胞转化为浆细胞,同时产生能与该抗原结合的免疫球蛋白(抗体)。免疫球蛋白有IgM、IgE、IgA、IgD和IgG五类。体液免疫的抗原多为相对分子量在10 000道尔顿以上的蛋白质和多糖大分子,病毒颗粒和细菌表面都带有不同的抗原,所以都能引起体液免疫。

3.环境因素的影响

自然环境的湿度、温度及不同地域等因素都对人体及病原微生物有很大的影响。社会环境如经济水平、交通条件、环境卫生、个人卫生习惯、身体营养状况、体育锻炼等均可影响机体的防病抗病能力。药物和非药物的治疗措施,在很大程度上干预了感染的过程。

(二)感染的结局

病原微生物侵入人体后,人体对之产生免疫应答。由于人体防御能力的强弱不同,侵入人体的病原体的数量和毒力不同,因此斗争的表现也有所不同。一般有以下五种表现。

1.显性感染

显性感染即感染病原体后出现症状、发生疾病。因人体抵抗力、病原体致病力和治疗措施的不同而出现痊愈、死亡、慢性化、病原体携带和后遗症等不同结局。显性感染的过程可分为潜伏期、发病期及恢复期。显性感染临床上按病情缓急分为急性感染和慢性感染,按感染的部位分为局部感染和全身感染。

(1)局部感染:指入侵的病原菌只局限在宿主一定部位生长繁殖,并产生毒性物质,不断侵害机体的感染过程。由于机体的免疫功能足以将入侵的病原菌限制于局部,阻止它们在体内扩散蔓延,因此只引起局部病变,如化脓性球菌所致的疖、痈。

(2)全身感染:机体与病原体相互斗争的过程中,机体免疫功能不足以将病原体局限于某一部位,使得病原菌及其毒素经淋巴道或血流向周围扩散引起全身感染。全身感染可能出现的情况:①菌血症。病原菌自局部病灶不断地侵入血流中,但由于机体内细胞免疫和体液免疫的作用,病原菌不能在血流中大量生长繁殖。如伤寒早期的菌血症、布氏杆菌菌血症。②毒血症。病原菌在局部生长繁殖,没有大量细菌侵入血流,但细菌产生的毒素进入血流引起中毒症状,如白喉、破伤风等。③脓毒症、严重脓毒症和脓毒症休克。脓毒症指机体具有可疑或已证实的感染,同时出现全身炎症反应综合征的症状,包括高热或体温不升、心动过速、呼吸频率增快、外周血白细胞计数升高或降低,或幼稚中性粒细胞>10%。严重脓毒症指在脓毒症基础上出现心血管功能障碍或急性呼吸窘迫综合征或≥2个心、肺以外的器官功能障碍。脓毒症休克指在脓毒症基础上出现心血管功能障碍。④脓毒血症。化脓性细菌引起败血症时,细菌随血流扩散至全身多个器官(如肝、肺、肾等),引起多发性化脓病灶。如金黄色葡萄球菌严重感染时引起的脓毒血症。

2.一过性感染

病原体被消灭或排出体外。病原体进入人体后,首先是皮肤、黏膜等机体天然屏障的抵抗,进入体内可被胃酸、溶菌酶和呼吸道纤毛、黏液所杀灭或清除,进入组织则被单核-巨噬细胞吞噬。机体依靠非特异性免疫系统的作用清除病原体,不出现任何症状,也不出现特异性免疫反应。当同一病原体再次侵入时仍有可能罹患该种疾病。

3.病原体携带状态

有带菌者、带毒者和带虫者:隐性感染或传染病痊愈后,病原体在体内继续存在,形成带菌、带毒和带虫状态。也即病原微生物在人体内生长繁殖并排出体外,但并不出现任何症状。不同的疾病阶段具有不同携带的状态,如果发生在潜伏期则称之为潜伏期携带者;发生在疾病恢复期则为恢复期携带者;如果始终携带病原而不发生疾病则称为健康携带者(或慢性携带者)。无症状携带者容易作为传染源散布病原微生物而引起疾病的流行。痢疾、伤寒、白喉恢复期带菌者都比较常见,因此及时查出带菌者、带毒者和带虫者,加以有效隔离治疗,对于防止传染病的流行是重要的手段之。

4.隐性感染

隐性感染又称亚临床感染。当机体有较强的免疫力,或入侵的病原菌数量不多、毒力较弱时,感染后对人体损害较轻,不引起或者只引起轻微的组织损伤,不出现明显的临床症状、体征甚至生化改变,只能通过免疫学检查才能发现。在大多数传染病中,仅诱导机体产生特异性免疫应答,而隐性感染是最常见的表现。隐性感染过程结束后,多数患者获得不同程度的特异性免疫,病原体被清除。少数人可转变为病原携带状态,成为无症状携带者。

5.潜伏性感染

病原与宿主维持平衡状态的非显性感染,病原体潜伏在机体中某些部位,由于机体免疫功能足以将病原体局限化而不引起显性感染,但又不足以将病原体清除,病原体便可长期潜伏下来,而当人体抵抗力低下时,病原体就能快速繁殖致病。如长期潜伏在人体内的结核杆菌,一旦营养不良、过度劳累或使用免疫抑制剂后就会发生结核病。单纯疱疹病毒也能潜伏在人体内,在抵抗力降低时可发生单纯疱疹。

第四节　艾滋病的预防与控制

一、艾滋病防治管理

为了预防、控制艾滋病的发生与流行,保障人体健康和公共卫生,根据传染病防治法,国家制定了艾滋病防治条例。该条例自 2006 年 3 月 1 日起施行。

(一)一般规定

(1)艾滋病防治工作坚持预防为主、防治结合的方针,建立政府组织领导、部门各负其责、全社会共同参与的机制,加强宣传教育,采取行为干预和关怀救助等措施,实行综合防治。

(2)任何单位和个人不得歧视艾滋病病毒感染者、艾滋病患者及其家属。艾滋病病毒感染者、艾滋病患者及其家属享有的婚姻、就业、就医、入学等合法权益受法律保护。

(3)县级以上人民政府统一领导艾滋病防治工作,建立健全艾滋病防治工作协调机制和工作责任制,对有关部门承担的艾滋病防治工作进行考核、监督。县级以上人民政府有关部门按照职责分工负责艾滋病防治及其监督管理工作。

(4)国务院卫生主管部门会同国务院其他有关部门制定国家艾滋病防治规划;县级以上地方人民政府依照本条例规定和国家艾滋病防治规划,制定并组织实施本行政区域的艾滋病防治行动计划。

(5)国家鼓励和支持工会、共产主义青年团、妇女联合会、红十字会等团体协助各级人民政府开展艾滋病防治工作。居民委员会和村民委员会应当协助地方各级人民政府和政府有关部门开展有关艾滋病防治的法律、法规、政策和知识的宣传教育,发展有关艾滋病防治的公益事业,做好艾滋病防治工作。

(6)各级人民政府和政府有关部门应当采取措施,鼓励和支持有关组织和个人依照本条例规定以及国家艾滋病防治规划和艾滋病防治行动计划的要求,参与艾滋病防治工作,对艾滋病防治工作提供捐赠,对有易感染艾滋病病毒危险行为的人群进行行为干预,对艾滋病病毒感染者、艾滋病患者及其家属提供关怀和救助。

(7)国家鼓励和支持开展与艾滋病预防、诊断、治疗等有关的科学研究,提高艾滋病防治的科学技术水平;鼓励和支持开展传统医药以及传统医药与现代医药相结合防治艾滋病的临床治疗与研究。国家鼓励和支持开展艾滋病防治工作的国际合作与交流。

(8)县级以上人民政府和政府有关部门对在艾滋病防治工作中做出显著成绩和贡献的单位和个人,给予表彰和奖励。对因参与艾滋病防治工作或者因执行公务感染艾滋病病毒,以及因此致病、丧失劳动能力或者死亡的人员,按照有关规定给予补助、抚恤。

(二)宣传教育

(1)地方各级人民政府和政府有关部门应当组织开展艾滋病防治以及关怀和不歧视艾滋病病毒感染者、艾滋病患者及其家属的宣传教育,提倡健康文明的生活方式,营造良好的艾滋病防治的社会环境。

（2）地方各级人民政府和政府有关部门应当在车站、码头、机场、公园等公共场所以及旅客列车和从事旅客运输的船舶等公共交通工具显著位置，设置固定的艾滋病防治广告牌或者张贴艾滋病防治公益广告，组织发放艾滋病防治宣传材料。

（3）县级以上人民政府卫生主管部门应当加强艾滋病防治的宣传教育工作，对有关部门、组织和个人开展艾滋病防治的宣传教育工作提供技术支持。医疗卫生机构应当组织工作人员学习有关艾滋病防治的法律、法规、政策和知识；医务人员在开展艾滋病、性病等相关疾病咨询、诊断和治疗过程中，应当对就诊者进行艾滋病防治的宣传教育。

（4）县级以上人民政府教育主管部门应当指导、督促高等院校、中等职业学校和普通中学将艾滋病防治知识纳入有关课程，开展有关课外教育活动。高等院校、中等职业学校和普通中学应当组织学生学习艾滋病防治知识。

（5）县级以上人民政府人口和计划生育主管部门应当利用计划生育宣传和技术服务网络，组织开展艾滋病防治的宣传教育。计划生育技术服务机构向育龄人群提供计划生育技术服务和生殖健康服务时，应当开展艾滋病防治的宣传教育。

（6）县级以上人民政府有关部门和从事劳务中介服务的机构，应当对进城务工人员加强艾滋病防治的宣传教育。

（7）出入境检验检疫机构应当在出入境口岸加强艾滋病防治的宣传教育工作，对出入境人员有针对性地提供艾滋病防治咨询和指导。

（8）国家鼓励和支持妇女联合会、红十字会开展艾滋病防治的宣传教育，将艾滋病防治的宣传教育纳入妇女儿童工作内容，提高妇女预防艾滋病的意识和能力，组织红十字会会员和红十字会志愿者开展艾滋病防治的宣传教育。

（9）地方各级人民政府和政府有关部门应当采取措施，鼓励和支持有关组织和个人对有易感染艾滋病病毒危险行为的人群开展艾滋病防治的咨询、指导和宣传教育。

（10）广播、电视、报刊、互联网等新闻媒体应当开展艾滋病防治的公益宣传。

（11）机关、团体、企业事业单位、个体经济组织应当组织本单位从业人员学习有关艾滋病防治的法律、法规、政策和知识，支持本单位从业人员参与艾滋病防治的宣传教育活动。

（12）县级以上地方人民政府应当在医疗卫生机构开通艾滋病防治咨询服务电话，向公众提供艾滋病防治咨询服务和指导。

（三）预防与控制

（1）国家建立健全艾滋病监测网络。国务院卫生主管部门制定国家艾滋病监测规划和方案。省、自治区、直辖市人民政府卫生主管部门根据国家艾滋病监测规划和方案，制定本行政区域的艾滋病监测计划和工作方案，组织开展艾滋病监测和专题调查，掌握艾滋病疫情变化情况和流行趋势。疾病预防控制机构负责对艾滋病发生、流行以及影响其发生、流行的因素开展监测活动。出入境检验检疫机构负责对出入境人员进行艾滋病监测，并将监测结果及时向卫生主管部门报告。

（2）国家实行艾滋病自愿咨询和自愿检测制度。县级以上地方人民政府卫生主管部门指定的医疗卫生机构，应当按照国务院卫生主管部门会同国务院其他有关部门制定的艾滋病自愿咨询和检测办法，为自愿接受艾滋病咨询、检测的人员免费提供咨询和初筛检测。

（3）国务院卫生主管部门会同国务院其他有关部门根据预防、控制艾滋病的需要，可以规定应当进行艾滋病检测的情形。

（4）省级以上人民政府卫生主管部门根据医疗卫生机构布局和艾滋病流行情况，按照国家有关规定确定承担艾滋病检测工作的实验室。国家出入境检验检疫机构按照国务院卫生主管部门规定的标准和规范，确定承担出入境人员艾滋病检测工作的实验室。

（5）县级以上地方人民政府和政府有关部门应当依照本条例规定，根据本行政区域艾滋病的流行情况，制定措施，鼓励和支持居民委员会、村民委员会以及其他有关组织和个人推广预防艾滋病的行为干预措施，帮助有易感染艾滋病病毒危险行为的人群改变行为。有关组织和个人对有易感染艾滋病病毒危险行为的人群实施行为干预措施，应当符合本条例的规定以及国家艾滋病防治规划和艾滋病防治行动计划的要求。

（6）县级以上人民政府应当建立艾滋病防治工作与禁毒工作的协调机制，组织有关部门落实针对吸毒人群的艾滋病防治措施。省、自治区、直辖市人民政府卫生、公安和药品监督管理部门应当互相配合，根据本行政区域艾滋病流行和吸毒者的情况，积极稳妥地开展对吸毒成瘾者的药物维持治疗工作，并有计划地实施其他干预措施。

（7）县级以上人民政府卫生、人口和计划生育、工商、药品监督管理、质量监督检验检疫、广播电影电视等部门应当组织推广使用安全套，建立和完善安全套供应网络。

（8）省、自治区、直辖市人民政府确定的公共场所的经营者应当在公共场所内放置安全套或者设置安全套发售设施。

（9）公共场所的服务人员应当依照《公共场所卫生管理条例》的规定，定期进行相关健康检查，取得健康合格证明；经营者应当查验其健康合格证明，不得允许未取得健康合格证明的人员从事服务工作。

（10）公安、司法行政机关对被依法逮捕、拘留和在监狱中执行刑罚以及被依法收容教育、强制戒毒和劳动教养的艾滋病病毒感染者和艾滋病患者，应当采取相应的防治措施，防止艾滋病传播。对公安、司法行政机关依照前款规定采取的防治措施，县级以上地方人民政府应当给予经费保障，疾病预防控制机构应当予以技术指导和配合。

（11）对卫生技术人员和在执行公务中可能感染艾滋病病毒的人员，县级以上人民政府卫生主管部门和其他有关部门应当组织开展艾滋病防治知识和专业技能的培训，有关单位应当采取有效的卫生防护措施和医疗保健措施。

（12）医疗卫生机构和出入境检验检疫机构应当按照国务院卫生主管部门的规定，遵守标准防护原则，严格执行操作规程和消毒管理制度，防止发生艾滋病医院感染和医源性感染。

（13）疾病预防控制机构应当按照属地管理的原则，对艾滋病病毒感染者和艾滋病患者进行医学随访。

（14）血站、单采血浆站应当对采集的人体血液、血浆进行艾滋病检测；不得向医疗机构和血液制品生产单位供应未经艾滋病检测或者艾滋病检测阳性的人体血液、血浆。血液制品生产单位应当在原料血浆投料生产前对每一份血浆进行艾滋病检测；未经艾滋病检测或者艾滋病检测阳性的血浆，不得作为原料血浆投料生产。医疗机构应当对因应急用血而临时采集的血液进行艾滋病检测，对临床用血艾滋病检测结果进行核查；对未经艾滋病检测、核查或者艾滋病检测阳性的血液，不得采集或者使用。

（15）采集或者使用人体组织、器官、细胞、骨髓等的，应当进行艾滋病检测；未经艾滋病检测或者艾滋病检测阳性的，不得采集或者使用。但是，用于艾滋病防治科研、教学的除外。

（16）进口人体血液、血浆、组织、器官、细胞、骨髓等，应当经国务院卫生主管部门批准；进口人体血液制品，应当依照药品管理法的规定，经国务院药品监督管理部门批准，取得进口药品注册证书。经国务院卫生主管部门批准进口的人体血液、血浆、组织、器官、细胞、骨髓等，应当依照国境卫生检疫法律、行政法规的有关规定,接受出入境检验检疫机构的检疫。未经检疫或者检疫不合格的,不得进口。

（17）艾滋病病毒感染者和艾滋病患者应当履行下列义务:①接受疾病预防控制机构或者出入境检验检疫机构的流行病学调查和指导;②将感染或者发病的事实及时告知与其有性关系者;③就医时,将感染或者发病的事实如实告知接诊医师;④采取必要的防护措施,防止感染他人。艾滋病病毒感染者和艾滋病患者不得以任何方式故意传播艾滋病。

（18）疾病预防控制机构和出入境检验检疫机构进行艾滋病流行病学调查时,被调查单位和个人应当如实提供有关情况。未经本人或者其监护人同意,任何单位或者个人不得公开艾滋病病毒感染者、艾滋病患者及其家属的姓名、住址、工作单位、肖像、病史资料以及其他可能推断出其具体身份的信息。

（19）县级以上人民政府卫生主管部门和出入境检验检疫机构可以封存有证据证明可能被艾滋病病毒污染的物品,并予以检验或者进行消毒。经检验,属于被艾滋病病毒污染的物品,应当进行卫生处理或者予以销毁;对未被艾滋病病毒污染的物品或者经消毒后可以使用的物品,应当及时解除封存。

（四）治疗与救助

（1）医疗机构应当为艾滋病病毒感染者和艾滋病患者提供艾滋病防治咨询、诊断和治疗服务。医疗机构不得因就诊的患者是艾滋病病毒感染者或者艾滋病患者,推诿或者拒绝对其其他疾病进行治疗。

（2）对确诊的艾滋病病毒感染者和艾滋病患者,医疗卫生机构的工作人员应当将其感染或者发病的事实告知本人;本人为无行为能力人或者限制行为能力人的,应当告知其监护人。

（3）医疗卫生机构应当按照国务院卫生主管部门制定的预防艾滋病母婴传播技术指导方案的规定,对孕产妇提供艾滋病防治咨询和检测,对感染艾滋病病毒的孕产妇及其婴儿,提供预防艾滋病母婴传播的咨询、产前指导、阻断、治疗、产后访视、婴儿随访和检测等服务。

（4）县级以上人民政府应当采取下列艾滋病防治关怀、救助措施:①向农村艾滋病患者和城镇经济困难的艾滋病患者免费提供抗艾滋病病毒治疗药品;②对农村和城镇经济困难的艾滋病病毒感染者、艾滋病患者适当减免抗机会性感染治疗药品的费用;③向接受艾滋病咨询、检测的人员免费提供咨询和初筛检测;④向感染艾滋病病毒的孕产妇免费提供预防艾滋病母婴传播的治疗和咨询。

（5）生活困难的艾滋病患者遗留的孤儿和感染艾滋病病毒的未成年人接受

义务教育的,应当免收杂费、书本费;接受学前教育和高中阶段教育的,应当减免学费等相关费用。

(6)县级以上地方人民政府应当对生活困难并符合社会救助条件的艾滋病病毒感染者、艾滋病患者及其家属给予生活救助。

(7)县级以上地方人民政府有关部门应当创造条件,扶持有劳动能力的艾滋病病毒感染者和艾滋病患者,从事力所能及的生产和工作。

(五)保障措施

(1)县级以上人民政府应当将艾滋病防治工作纳入国民经济和社会发展规划,加强和完善艾滋病预防、检测、控制、治疗和救助服务网络的建设,建立健全艾滋病防治专业队伍。各级人民政府应当根据艾滋病防治工作需要,将艾滋病防治经费列入本级财政预算。

(2)县级以上地方人民政府按照本级政府的职责,负责艾滋病预防、控制、监督工作所需经费。国务院卫生主管部门会同国务院其他有关部门,根据艾滋病流行趋势,确定全国与艾滋病防治相关的宣传、培训、监测、检测、流行病学调查、医疗救治、应急处置以及监督检查等项目。中央财政对在艾滋病流行严重地区和贫困地区实施的艾滋病防治重大项目给予补助。省、自治区、直辖市人民政府根据本行政区域的艾滋病防治工作需要和艾滋病流行趋势,确定与艾滋病防治相关的项目,并保障项目的实施经费。

(3)县级以上人民政府应当根据艾滋病防治工作需要和艾滋病流行趋势,储备抗艾滋病病毒治疗药品、检测试剂和其他物资。

(4)地方各级人民政府应当制订扶持措施,对有关组织和个人开展艾滋病防治活动提供必要的资金支持和便利条件。有关组织和个人参与艾滋病防治公益事业,依法享受税收优惠。

(六)法律责任

(1)地方各级人民政府未依照本条例规定履行组织、领导、保障艾滋病防治工作职责,或者未采取艾滋病防治和救助措施的,由上级人民政府责令改正,通报批评;造成艾滋病传播、流行或者其他严重后果的,对负有责任的主管人员依法给予行政处分;构成犯罪的,依法追究刑事责任。

(2)县级以上人民政府卫生主管部门违反本条例规定,有下列情形之一的,由本级人民政府或者上级人民政府卫生主管部门责令改正,通报批评;造成艾滋病传播、流行或者其他严重后果的,对负有责任的主管人员和其他直接责任人员依法给予行政处分;构成犯罪的,依法追究刑事责任:①未履行艾滋病防治宣传职责的;②对有证据证明可能被艾滋病病毒污染的物品,未采取控制措施的;③其他有关失职、渎职行为。

出入境检验检疫机构有前款规定情形的,由其上级主管部门依照本条规定予以处罚。

(3)县级以上人民政府有关部门未依照本条例规定履行宣传教育、预防控制职责的,由本级人民政府或者上级人民政府有关部门责令改正,通报批评;造成艾滋病传播、流行或者其他严重后果的,对负有责任的主管人员和其他直接责任人员依法给予行政处分;构成犯罪的,依法追究刑事责任。

(4)医疗卫生机构未依照本条例规定履行职责,有下列情形之一的,由县级以上人民政府卫生主管部门责令限期改正,通报批评,给予警告;造成艾滋病传播、流行或者其他严重后果的,对负有责任的主管人员和其他直接责任人员依法给予降级、撤职、开除的处分,并可以依法吊销有关机构或者责任人员的执业许可证件;构成犯罪的,依法追究刑事责任:①未履行艾滋病监测职责的;②未按照规定免费提供咨询和初筛检测的;③对临时应急采集的血液未进行艾滋病检测,对临床用血艾滋病检测结果未进行核查,或者将艾滋病检测阳性的血液用于临床的;④未遵守标准防护原则,或者未执行操作规程和消毒管理制度,发生艾滋病医院感染或者医源性感染的;⑤未采取有效的卫生防护措施和医疗保健措施的;⑥推诿、拒绝治疗艾滋病病毒感染者或者艾滋病患者的其他疾病,或者对艾滋病病毒感染者、艾滋病患者未提供咨询、诊断和治疗服务的;⑦未对艾滋病病毒感染者或者艾滋病患者进行医学随访的;⑧未按照规定对感染艾滋病病毒的孕产妇及其婴儿提供预防艾滋病母婴传播技术指导的。

出入境检验检疫机构有前款第①项、第④项、第⑤项规定情形的,由其上级主管部门依照前款规定予以处罚。

(5)医疗卫生机构违反本条例第三十九条第二款规定,公开艾滋病病毒感染者、艾滋病患者或者其家属的信息的,依照传染病防治法的规定予以处罚。

出入境检验检疫机构、计划生育技术服务机构或者其他单位、个人违反本条例第三十九条第二款规定,公开艾滋病病毒感染者、艾滋病患者或者其家属的信息的,由其上级主管部门责令改正,通报批评,给予警告,对负有责任的主管人员和其他直接责任人员依法给予处分;情节严重的,由原发证部门吊销有关机构或者责任人员的执业许可证件。

(6)血站、单采血浆站违反本条例规定,有下列情形之一,构成犯罪的,依法追究刑事责任;尚不构成犯罪的,由县级以上人民政府卫生主管部门依照献血法和《血液制品管理条例》的规定予以处罚;造成艾滋病传播、流行或者其他严重后果的,对负有责任的主管人员和其他直接责任人员依法给予降级、撤职、开除的处分,并可以依法吊销血站、单采血浆站的执业许可证:①对采集的人体血液、血浆未进行艾滋病检测,或者发现艾滋病检测阳性的人体血液、血浆仍然采集的;②将未经艾滋病检测的人体血液、血浆,或者艾滋病检测阳性的人体血液、血浆供应给医疗机构和血液制品生产单位的。

(7)违反本条例第三十六条规定采集或者使用人体组织、器官、细胞、骨髓等的,由县级人民政府卫生主管部门责令改正,通报批评,给予警告;情节严重的,责令停业整顿,有执业许可证件的,由原发证部门暂扣或者吊销其执业许可证件。

(8)未经国务院卫生主管部门批准进口的人体血液、血浆、组织、器官、细胞、骨髓等,进口口岸出入境检验检疫机构应当禁止入境或者监督销毁。提供、使用未经出入境检验检疫机构检疫的进口人体血液、血浆、组织、器官、细胞、骨髓等的,由县级以上人民政府卫生主管部门没收违法物品以及违法所得,并处违法物品货值金额 3 倍以上 5 倍以下的罚款;对负有责任的主管人员和其他直接责任人员由其所在单位或者上级主管部门依法给予处分。未经国务院药品监督管理部门批准,进口血液制品的,依照药品管理法的规定予以处罚。

(9)血站、单采血浆站、医疗卫生机构和血液制品生产单位违反法律、行政法规的规定,造成他人感染艾滋病病毒的,应当依法承担民事赔偿责任。

(10)公共场所的经营者未查验服务人员的健康合格证明或者允许未取得健康合格证明的人员从事服务工作,省、自治区、直辖市人民政府确定的公共场所的经营者未在公共场所内放置安全套或者设置安全套发售设施的,由县级以上人民政府卫生主管部门责令限期改正,给予警告,可以并处 500 元以上 5 000 元以下的罚款;逾期不改正的,责令停业整顿;情节严重的,由原发证部门依法吊销其执业许可证件。

(11)艾滋病病毒感染者或者艾滋病患者故意传播艾滋病的,依法承担民事赔偿责任;构成犯罪的,依法追究刑事责任。

(七)基本用语的含义

(1)艾滋病,是指人类免疫缺陷病毒(艾滋病病毒)引起的获得性免疫缺陷综合征。

(2)对吸毒成瘾者的药物维持治疗,是指在批准开办戒毒治疗业务的医疗卫生机构中,选用合适的药物,对吸毒成瘾者进行维持治疗,以减轻对毒品的依赖,减少注射吸毒引起艾滋病病毒的感染和扩散,减少毒品成瘾引起的疾病、死亡和引发的犯罪。

(3)标准防护原则,是指医务人员将所有患者的血液、其他体液以及被血液、其他体液污染的物品均视为具有传染性的病原物质,医务人员在接触这些物质时,必须采取防护措施。

(4)有易感染艾滋病病毒危险行为的人群,是指有卖淫、嫖娼、多性伴、男性同性性行为、注射吸毒等危险行为的人群。

(5)艾滋病监测,是指连续、系统地收集各类人群中艾滋病(或者艾滋病病毒感染)及其相关因素的分布资料,对这些资料综合分析,为有关部门制订预防控制策略和措施提供及时可靠的信息和依据,并对预防控制措施进行效果评价。

(6)艾滋病检测,是指采用实验室方法对人体血液、其他体液、组织器官、血液衍生物等进行艾滋病病毒、艾滋病病毒抗体及相关免疫指标检测,包括监测、检验检疫、自愿咨询检测、临床诊断、血液及血液制品筛查工作中的艾滋病检测。

(7)行为干预措施,是指能够有效减少艾滋病传播的各种措施,包括针对经注射吸毒传播艾滋病的美沙酮维持治疗等措施;针对经性传播艾滋病的安全套推广使用措施,以及规范、方便的性病诊疗措施;针对母婴传播艾滋病的抗病毒药物预防和人工代乳品喂养等措施;早期发现感染者和有助于危险行为改变的自愿咨询检测措施;健康教育措施;提高个人规范意识以及减少危险行为的针对性同伴教育措施。

二、性病防治管理

为预防、控制和消除性病的发生与蔓延,保护人体健康,国家制定了性病防治管理办法。该办法所称性病包括《传染病防治法》乙类传染病中的艾滋病、淋病和梅毒:软下疳、性病性淋巴肉芽肿、非淋菌性尿道炎、尖锐湿疣、生殖器疱疹。

国家对性病防治实行预防为主、防治结合、综合治理的方针。各级卫生行政部门应在各级人民政府的领导下,开展性病防治工作。

(一)防治管理机构

县以上卫生行政部门根据工作需要可设性病防治机构,并健全疫情报告监测网络。性病防治机构是指县以上皮肤病性病防治院、所、站或卫生行政部门指定承担皮肤病性病防治机构职责的医疗预防保健机构。

1.省级性病防治机构的主要职责

(1)研究拟定所在地区性病防治工作规划,报经批准后组织实施。

（2）负责所在地区性病的监测，以及性病疫情的统计、分析和预测工作。

（3）负责所在地区性病防治的技术指导和培训工作。

2.其他性病防治机构的主要职责

（1）根据性病防治规划制定具体实施办法。

（2）负责所在地区性病的监测，以及性病疫情的统计、分析和预测工作。

（3）对特定人群进行预防性体检。

（4）对性病患者进行随访指导。

（5）开展性病防治知识的宣传工作。

（6）培训性病防治专业人员。

3.医疗预防保健机构

开展专科性性病防治业务的应当经所在地卫生行政部门许可，并符合下列条件。

（1）具有性病防治专业技术人员。

（2）具有性病辅助诊断技术设备和人员。

4.个体医师从事专科性性病诊断治疗业务

必须经执业所在地卫生行政部门许可。

（二）预防的规定

（1）性病防治机构要利用多种形式宣传性病的危害、传播方式和防治知识。医学院校应增加性病防治教学内容。

（2）性病防治机构应严格执行各项管理制度和技术操作规程，防止性病的医源性感染，推广使用一次性用品和注射器。

（3）对特定职业的从业人员和有关出入境人员的健康体检和健康管理，按有关法律法规办理。

（4）各级医疗预防保健机构在发现孕妇患有性病时，应当给予积极治疗。各级医疗预防保健机构要建立新生儿1‰硝酸银点眼制度。

（三）治疗的规定

（1）凡性病患者或疑似患有性病的，应当及时到性病防治机构进行诊断治疗。

（2）性病防治机构要积极协助配合公安、司法部门对查禁的卖淫、嫖娼人员，进行性病检查。

（3）性病防治机构和从事性病诊断治疗业务的个体对诊治的性病患者应当

进行规范化治疗。

（4）性病防治机构和从事性病诊断治疗业务的个体在诊治性病患者时，必须采取保护性医疗措施，严格为患者保守秘密。

（5）性病患者在就诊时，应当如实提供染病及有关情况，并遵照医嘱进行定期检查彻底治疗。

（6）对艾滋病患者的治疗和管理，按照《艾滋病监测管理的若干规定》执行。

（四）报告的规定

（1）性病防治机构和从事性病防治诊断治疗业务的个体发现艾滋病、淋病和梅毒及疑似患者时，必须按规定向所在地卫生防疫机构报告。

（2）各级医疗预防保健机构和个体发现该办法第二条第（二）款规定性病患者及疑似患者时，应当按规定向所在地县级性病防治机构报告。具体规定的报告办法由各省、自治区、直辖市卫生行政部门规定。

（3）性病防治机构对所在地区的艾滋病、淋病和梅毒疫情，必须及时向上级性病防治机构报告。性病防治机构对所在地区其他性病疫情，必须按月向上级性病防治机构报告。

（4）从事性病防治、卫生防疫、传染病管理监督的人员，不得隐瞒、谎报或者授意他人隐瞒、谎报疫情。

（五）处罚的规定

（1）未经卫生行政部门许可，擅自开展性病专科诊治业务的单位和个人，由卫生行政部门予以取缔。

（2）对违反该办法的单位和个人，由卫生行政部门根据情节，按照《传染病防治法》及有关法律法规的规定处理，并可建议有关部门给予行政处分。

第五节　结核病的预防与控制

一、结核病防治机构的管理体系

结核病防治机构是指国家、省、地市和县级专门从事结核病防治管理的专业机构。在我国结核病防治机构有多种形式存在，大部分隶属各级疾病预防控制中心,小部分以结核病防治所、慢性病防治中心(站、院)的独立形式存在,还有个别地方由卫生行政部门指定综合性医院承担结核病防治机构的职责。

结核病防治机构作为卫生系统的一个重要组成部分,除了接受卫生系统的领导和管理外,还形成了其独特的管理体系。结核病防治机构管理体系包括国家、省、地市和县级四个层次,每个层次又分成卫生行政管理部门和业务管理部门。这些部门相互交织形成了一个完整的结核病防治网络系统。

(一)国家级结核病防治机构及其管理部门

国家级结核病防治机构的行政管理部门为卫健委,卫健委下设疾病控制局,疾病控制局下设结核病控制处,具体负责国家级结核病防治机构的行政管理。国家级结核病防治机构设置于中国疾病预防控制中心内,作为中国疾病控制中心的一个处室,以中国结核病预防控制中心的形式存在。另外,还同时设置中国疾病预防控制中心结核病防治临床中心。

(二)省级结核病防治机构及其管理部门

省级结核病防治机构的行政管理部门为各直辖市、省和自治区的卫生厅,卫生厅下设疾病控制处,具体负责省级结核病防治机构的行政管理。省级结核病防治机构大部分设置于同级疾病预防控制中心内,小部分以结核病防治研究所的独立形式存在。

(三)地市级结核病防治机构及其管理部门

地市级结核病防治机构的行政管理部门为各地市级卫生局,卫生局下设疾病控制科,具体负责地市级结核病防治机构的行政管理。地市级结核病防治机构大部分设置于同级疾病预防控制中心内,小部分以结核病防治所、慢性病防治中心(站、院)的独立形式存在。

(四)县级结核病防治机构及其管理部门

县级结核病防治机构的行政管理部门为各县级卫生局,卫生局下设疾病防治机构,具体负责县级结核病防治机构的行政管理。县级结核病防治机构大部分设置于同级疾病预防控制中心内,小部分以结核病防治所、慢性病防治中心(站、院)的独立形式存在。

(五)市级辖区结核病防治机构及其管理部门

市级内辖区,一部分不设置结核病防治机构。而部分设置结核病防治机构的区,多为本市级结核病防治机构的派出机构。

（六）县级以下的结核病防治机构及其管理部门

县级以下不设独立的结核病防治机构，一般在乡镇卫生院或社区卫生中心内设立疾病预防保健组，作为各级疾病控制机构的网底，承担其行政区域内的疾病预防保健任务，其行政管理部门为县级卫生局。此外，乡镇卫生院或社区卫生中心下还设村级卫生室。

二、结核病防治管理机构的职责

结核病防治管理机构分为结核病防治卫生行政管理机构（卫健委、卫生厅、卫生局）和结核病防治业务管理机构（疾病预防控制中心、结核病防治研究所、慢性病防治中心、站、院）两类。由于它们行政职能的不同，因此，它们承担着不同的管理职责。

（一）卫生行政机构主要职责

在政府的领导下，各级卫生行政部门对结核病防治工作进行统一监督管理，组织和协调结核病防治机构和医疗机构，实施本地区结核病防治规划。其职责如下。

（1）协助政府制订本地区结核病防治规划、实施计划和年度计划。

（2）协助政府制订本地区结核病防治经费预算，多方筹集经费，保证落实结核病防治经费。

（3）健全结核病防治网络，加强结核病防治能力建设。

（4）组织实施结核病控制措施，保证及时发现肺结核病患者并进行有效的治疗和管理，降低结核病疫情。

（5）将结核病防治工作列入医疗机构的工作目标之中，充分发挥医疗机构在结核病防治工作的作用。

（6）对结核病防治工作的实施情况进行督导检查。

（二）结核病防治业务管理机构的职责

结核病防治业务管理机构包括各级结核病防治专业机构和各类医疗机构。从国家到省、地、县都有结核病防治专业机构，它们按其管辖地域、覆盖人口和工作任务，配备相应的专职人员从事结核病控制工作。

1.国家级结核病防治业务管理机构

中国疾病预防控制中心结核病预防控制中心是负责全国结核病预防控制业务工作的组织协调和指导中心，是集结核病预防控制资源协调、业务指导、疫情监测管理、项目组织实施及技术人员培训等功能于一体的国家级结核病防治业务专业管理机构。

其主要职责是：为政府制订有关结核病预防控制法规、标准、规范及规划等提供技术支持，开展防治策略和控制措施研究；对全国结核病防治工作进行技术指导、督导检查和考核评价；对全国结核病防治机构实验室工作进行技术指导和质量控制；承担结核病监测、信息收集、处理、上报和专项分析；承担国家结核病防治指南的制订；实施健康教育策略的制订、评价与推广应用；负责国际合作、援助等项目的实施与管理；组织开展结核病防治的相关研究；开展对外交流与合作，引进和推广先进技术、新方法；培训专业技术人员，组织编写各类人员培训教材。

中国疾病预防控制中心结核病防治临床中心在中国疾病预防控制中心的领导下，协助中国疾病预防控制中心结核病预防控制中心，开展全国结核病防治人员和医疗单位有关人员的临床技术培训工作；编写结核病防治工作相关培训材料；开展结核病防治科研、临床技术咨询和指导；开展结核病诊断、治疗和抗结核病药物临床观察研究及耐药监测工作；协助开展结核病健康教育工作；参与结核病防治工作国内外技术交流与合作。

2.省级结核病防治业务管理机构

省级疾病预防控制中心和省级结核病防治研究所是负责全省结核病预防控制业务工作的组织协调和指导中心，是集结核病预防控制资源协调、业务指导、疫情监测管理、项目组织实施及技术人员培训等功能于一体的省级结核病防治业务专业管理机构。其主要职责如下。

（1）为政府制订有关结核病预防控制法规、标准、规范、规划、年度计划（含经费预算）等提供技术支持，并协助组织实施。

（2）做好辖区内肺结核病患者的报告、确诊、登记和治疗管理以及转诊、追踪和密切接触者检查的组织和技术指导工作。进行涂阴肺结核病患者诊断质量的评价。承担患者诊断和治疗工作的疾病预防控制（结核病防治）机构要完成区级的职责。

（3）在卫生行政部门组织下，对医疗机构疫情报告和管理情况进行督导、检查和指导。

（4）设立专职人员负责结核病报表收集、核对和上报工作，定期完成结核病月、季报表和年报表填报，并对信息质量进行督导。对信息资料进行及时评价，提出改进工作的建议。

（5）加强痰菌检查的质量控制，对所辖县区进行实验室痰涂片检查的质量保证工作，对有关人员进行培训。

（6）制订本辖区的培训计划，开展对本省地、市级结防机构业务人员和医疗保健单位有关人员的培训，并接受上级的培训。

（7）制订本辖区的健康促进计划，并组织实施。负责培训地市或县级健康促进人员，组织编发健康促进宣传材料，评价全省健康促进活动的质量。

（8）编制并上报药品计划，建立药品管理制度，保证货源充足，及时向市（地）或县提供抗结核药品。保证有专人管理药品，建立药品账目，保证药品库房条件达到要求。及时检查库存药品的有效期，保证账物相符。

（9）在卫生行政部门的领导下，组织本地区结核病防治工作的督导、检查和评价工作。

（10）开展结核病实施性研究工作。

3.地、市级结核病防治业务管理机构

地、市级疾病预防控制中心、结核病防治所或慢性病防治中心（站、院）是负责全地、市结核病预防控制业务工作的组织协调和指导中心，是集结核病预防控制资源协调、业务指导、疫情监测管理、项目组织实施及技术人员培训等功能于一体的地、市级结核病防治业务专业管理机构。其主要职责如下。

（1）为政府制订有关结核病预防控制法规、标准、规范、规划、年度计划（含经费预算）等提供技术支持，并协助组织实施。

（2）做好辖区内肺结核病患者的报告、确诊、登记和治疗管理以及转诊、追踪和密切接触者检查的组织和技术指导工作。进行涂阴肺结核病患者诊断质量的评价。承担患者诊断和治疗工作的疾病预防控制（结核病防治）机构完成区级的职责。

（3）在卫生行政部门的组织下，对各医疗机构的疫情报告和管理情况进行督导、检查和指导。对县级主要医疗机构的有关领导和医师进行培训。

（4）对所辖县区进行实验室痰涂片检查的质量保证工作。对有关人员进行培训。

（5）设立专职人员负责结核病报表的收集、核对和上报工作，定期完成结核病月、季报表和年报表填报，并对信息质量进行督导。对信息资料进行及时评价，提出改进工作的建议。

（6）制订本辖区培训计划，开展对本市（地）结防机构业务人员和医疗保健单位有关人员的培训，并接受上级的培训。

（7）制订本辖区健康促进计划，并组织实施。负责培训县级健康促进人员，组织编发健康促进宣传材料，评价全省健康促进活动的质量。

（8）编制并上报药品计划，建立药品管理制度，保证货源充足，及时向县区提供抗结核药品。保证有专人管理药品，建立药品账目，保证药品库房条件达到要求。及时检查库存药品的有效期，保证账物相符。

（9）在卫生行政部门领导下，组织本地区结核病防治工作的督导、检查和评价工作。

4.县级结核病防治业务管理机构

县级疾病预防控制中心、结核病防治所或慢性病防治中心（站、院）是负责全县结核病预防控制业务工作的组织协调和指导中心，是集结核病预防控制资源协调、业务指导、疫情监测管理、项目组织实施及技术人员培训等功能于一体的县级结核病防治业务专业管理机构。其主要职责如下。

（1）为政府制订有关结核病预防控制法规、标准、规范、规划和年度计划（含经费预算）等提供技术支持，并协助组织实施。

（2）做好肺结核病患者报告、确诊和登记工作。开展肺结核病患者筛查工作，负责落实肺结核可疑症状者、疑似患者诊断工作；完成肺结核病患者追踪工作和密切接触者检查。对肺结核病患者的确诊主要由结核病诊断技术小组实施。不承担患者治疗工作的疾病预防控制（结核病防治）机构由各地结核病定点诊疗机构承担患者诊断的具体工作。

（3）负责实施肺结核病患者不住院化疗工作，应设立专职人员，负责管理活动性肺结核病患者化疗的工作，不承担患者治疗工作的疾病预防控制（结核病防治）机构由各地结核病定点诊疗机构承担患者治疗的具体工作。

（4）对开展痰涂片的医疗机构进行痰涂片质量保证工作。

（5）指导各医疗机构开展结核病转诊工作。在卫生行政部门的组织下，对各医疗机构的疫情报告和管理情况进行核实、检查、指导。对医疗机构的有关医师进行培训。

（6）设立专职人员负责结核病报表填报，定期完成结核病月、季报表和年报表填报，结核病定点诊治机构负责将所有三个登记本资料录入结核病管理信息系统。并对信息质量进行督导。对信息资料进行及时评价，提出改进工作的建议。

（7）制订本辖区培训计划，开展对本辖区医疗机构和乡镇级、社区有关人员的培训，并接受上级的培训。

（8）制订本辖区健康促进计划，并组织实施。负责培训县级健康促进人员，组织编发健康促进宣传材料，评价全县健康促进活动的质量。

（9）编制并上报药品计划，建立药品管理制度，保证货源充足。保证有专人管理药品，建立药品账目，保证药品库房条件达到要求。及时检查库存药品的有效期，日清月结，保证账物相符。

（10）在卫生行政部门领导下，组织本地区结核病防治工作督导、检查和评价工作。

5.乡镇卫生院或社区卫生中心疾病预防保健组

乡镇卫生院或社区卫生中心疾病预防保健组设专职或兼职结核病防治医师。负责其乡镇或社区卫生中心的结核病防治工作。其主要职责如下。

（1）负责村医结核病防治知识培训。

（2）对村医结核病的治疗管理工作进行定期督导、检查。

（3）对肺结核可疑症状者或疑似肺结核病患者的转诊及转诊工作的记录。

（4）执行统一化疗方案，对结核病患者进行规范管理。

（5）乡（镇、街道）预防保健机构负责本单位及所辖区域内疫情报告工作。

6.村级卫生室

村级卫生室设乡村医师，负责本级结核病防治工作。其主要职责如下。

（1）向村民和患者宣传结核病防治知识。

（2）将肺结核可疑症状者及时转至县结核病防治机构就诊、确诊，并做好转诊记录。

（3）执行县级结防机构制订的化疗方案，对结核病患者进行化疗管理，负责落实患者的短程化疗，负责督导患者按时按量服药。

（4）对上级通知需追踪的患者或可疑者进行追踪。

（5）督促患者按时复查、取药，按期留送合格的痰标本。

（6）负责对实施督导化疗的患者家庭成员或志愿者进行指导。

7.医疗机构

各级各类医疗机构（包括厂矿、企事业单位医疗机构）虽然不属于结核病防治机构。但是，它们作为当地的主要卫生医疗力量，要主动参与到当地的结核病防治工作之中。其主要职责如下。

（1）对初诊发现的肺结核病患者或肺结核可疑症状者，按国家有关法规及规定进行患者报告及转诊。

（2）负责对肺结核危重患者的抢救工作。在结核病防治工作中，按有关标准和规范对患者进行诊断和转诊。对收治住院的肺结核病患者,应及时向当地结核病防治机构报告,出院后应将治疗结果报告给患者居住地结防所(科),若患者需继续化疗,应将患者转至患者居住地结核病防治机构继续进行治疗管理。

(3)负责在医院内开展结核病健康教育活动。

三、结核病防治机构的资源配置

结核病防治机构作为结核病管理的主要业务机构,承担着所在区域结核病防治规划的制订、结核病预防控制资源的协调、业务指导、疫情监测管理、项目组织实施及技术人员培训等结核病防治业务专业管理工作。同时,一部分结核病防治机构还承担着结核病的临床诊疗和患者管治工作。因此,结核病防治机构需要良好的资源配置。

(一)资源配置的原则

(1)整合资源,合理布局。各地要根据实际情况,统筹规划省、市、县(市、区)级结核病防治机构的布局,本着填平补齐的原则建设业务用房和配备设备。

(2)完善功能、满足基本要求。结核病防治机构承担着辖区内的结核病防治工作,房屋、科室、设备的资源配备要满足结核病防治业务工作的要求。在一些省市,结核病防治机构如果同时承担麻风病防治、皮肤性病防治、精神疾病防治以及慢性非传染性疾病防治任务时,房屋、科室、设备的资源配备除要满足结核病防治业务工作的要求外,还要满足麻风病防治、皮肤性病防治、精神疾病防治以及慢性非传染性疾病防治任务工作的要求。

(3)分类指导、规范建设。结核病防治机构资源配置标准要根据覆盖人口及服务功能来确定资源配置的规模,实行统一技术规范,做到规模适宜、功能适用、装备合理,切实提高结核病预防控制能力。

(二)机构设置的要求

(1)原则上每个省、市、县(市)应有一所结核病防治机构,区级结核病防治机构的设置各地可根据实际情况和工作需要确定是否设置。

(2)结核病防治机构根据工作的需要设立的部门包括行政管理科室、业务科室和后勤保障科室。行政管理科室包括办公室、人事科、党团、工会和妇女组织。业务科室包括门诊部、诊室、治疗室、实验室(BSL-2级)、放射科、防治科、信息资料室和药房等科室。后勤保障科室包括总务科和消毒供应室等。同时承担麻风病防治、皮肤性病防治、精神疾病防治以及慢性非传染性疾病防治任务时,还应设立相应的麻风病防治科、皮肤性病防治科、精神疾病防治科和慢性非传染性疾病防治科等。

(三)工作人员的配备

(1)结核病防治机构工作人员的配备要严格准入制度,除行政管理人员外,严禁非专业技术人员进入结核病防治机构。同时,要优化结核病防治机构人员的学历和专业职称构成。各级结核病防治机构行政管理人员、专业技术人员和工勤人员所占比例为 15%、80% 和 5%。省级以上的结核病防治机构专业技术人员的学历构成要求本科以上,并以研究生学历人员为主体。地级结核病防治机构专业技术人员的学历构成要求专科以上,并以本科学历人员为主体。县级结核病防治机构专业技术人员的学历构成要求中专以上,并以本科学历人员为主体。专业技术人员的职称构成省级结核病防治机构高、中、初级人员比例不应低于 1:2:3;地级结核病防治机构高、中、初级人员比例不应低于 1:4:6;县级结核病防治机构高、中、初级人员比例不应低于 1:6:9。

(2)各级结核病防治机构的人员配备标准要根据机构管理区域的大小和服务人口的多少而定。但是,一个独立的结核病防治机构要正常运转,必须要有基本的人员配备。各级独立的结核病防治机构人员配备可参考下列标准。

(3)各级结核病防治机构同时承担麻风病防治、皮肤性病防治、精神疾病防治以及慢性非传染性疾病防治任务时,可根据具体需要增加人员配备标准。

(四)业务用房的配置

结核病防治机构房屋的建设应遵循以下原则。

(1)满足开展疾病预防控制工作的需要,业务用房、实验室、行政及保障等功能用房布局合理,既要符合建筑要求,又符合专业要求的原则。

(2)应贯彻适用、经济、环保、美观的原则。

(3)建筑材料和结构形式的选择,应符合建筑耐久年限、防火、抗震、防洪、建筑节能、保温隔热及施工等方面要求的原则。

独立的结核病防治机构要开展正常结核病防治工作,必须要有基本的业务活动场地用房。各级独立的结核病防治机构基本的业务活动场地用房可参考下列标准配置。

各级结核病防治机构同时承担麻风病防治、皮肤性病防治、精神疾病防治以及慢性非传染性疾病防治任务时,可根据具体需要增加业务活动场地用房建设标准。

四、结核病患者的发现

结核病患者的发现是指通过公认的、可靠的流行病学手段和临床程序以及以痰菌检查为代表的实验室方法完成对结核病患者的诊断,继而进行规范的抗结核病治疗,达到治愈患者,控制传染源的目的。目前世界卫生组织在全球推广应用并取得良好效果的现代结核病控制策略认为,发现和治愈肺结核患者是当前控制结核病疫情的最有效措施。通过 20 世纪 90 年代以来现代结核病控制策略的实践,我国结核病防治工作已经取得重大阶段性成果。至 2005 年底,新涂阳肺结核患者发现率达到 79%,新涂阳肺结核患者治愈率达到 91%。随着我国结核病防控体系不断扩展和完善,结核病患者将获得更高治愈率,以此为前提,加大患者发现的力度,使更多的结核病患者得到及时、规范的治疗对控制结核病疫情至关重要。

(一)发现对象

按照我国新修订的肺结核诊断标准(WS288－2008),肺结核分疑似病例、确诊病例和临床诊断病例。其中,确诊病例和临床诊断病例是发现对象,痰涂片阳性的肺结核患者是主要的发现对象。在临床工作中,肺结核可疑症状者和疑似病例是发现结核病患者的重要线索,应引起包括结防机构、各级综合医疗机构的广大医务工作者高度重视。

1.肺结核可疑症状者和疑似病例

(1)肺结核可疑症状者:咳嗽、咳痰≥2 周、咯血或血痰是肺结核的主要症状,具有以上任何一项症状者为肺结核可疑症状者。此外,胸闷、胸痛、低热、盗汗、乏力、食欲减退和体重减轻等为肺结核患者的其他常见症状。这里需要提出的是,虽然多数肺结核病患者有咳嗽症状,但咳嗽并非结核病所特有。急性呼吸道感染、哮喘和慢性阻塞性肺病等一系列呼吸系统疾病也有咳嗽、咳痰症状,同样,咳嗽 2 周以上也不是一个特异性的条件,但按照惯例和早期的一些研究结果,2 周以上的咳嗽、咳痰一直被作为怀疑患有结核病的标准而被多数国家指南和国际指南所采纳,在结核病疫情高发地区尤其如此。

(2)肺结核疑似病例:5 岁以下儿童有肺结核可疑症状时,一般不主张以放射性检查为首选检查手段,如果有肺结核可疑症状同时有与涂阳肺结核患者密切接触史,或结核菌素试验强阳性,即可判断为肺结核疑似病例。5 岁以上就诊者,无论有无可疑症状,只要胸部影像学检查显示活动性肺结核影像学可疑的表现,即可作为肺结核疑似病例处理。特别需要强调的是,除了 X 线检查外,还需结合其他检查来确立结核病的诊断,否则容易导致结核病的过诊、漏诊和其他疾病的漏诊。

2.确诊病例

确诊病例包括涂阳肺结核、仅培阳肺结核和病理学诊断为肺结核三类。

(1)涂阳肺结核:对所有肺结核疑似患者或具有肺结核可疑症状的患者(包括成年人、青少年和能够排痰的儿童)均应至少收集两份最好是 3 份痰标本用于显微镜或结核分枝杆菌培养检查,而 3 份痰标本中,至少含有一份清晨痰标本。随着实验室诊断技术不断发展,免疫学、分子生物学方法的探索和应用广受重视,但直至目前,结核菌培养阳性仍然是诊断结核病的"金标准"。而通过显微镜检查发现痰涂片中抗酸杆菌虽然对结核分枝杆菌不具有绝对特异性,但在结核病疫情高发地区,仍然作为确诊手段在结核病控制工作中广泛应用。

由于目前我国尚有很多结防机构的实验室因资源有限而不能开展培养,因此,从可操作性和服务可及性出发,将标准定为凡符合下列任一条件者可诊断为涂阳肺结核病例:①2 份痰标本直接涂片抗酸杆菌镜检阳性。②1 份痰标本直接涂片抗酸杆菌镜检阳性加肺部影像学检查符合活动性肺结核影像学表现,或者加 1 份痰标本结核分枝杆菌培养阳性。

(2)仅培阳肺结核:与培养相比,痰涂片镜检的敏感性只有 30%～40%。痰涂片阴性,同时肺部影像学检查符合活动性肺结核影像学表现加 1 份痰标本结核分枝杆菌培养阳性者可归为仅培阳肺结核。因此,在有条件的情况下,应对涂片检查为阴性的疑似病例收集痰标本进行培养,一方面为了避免结核病的过诊和漏诊,一方面还可使结核病患者得到明确的病原学诊断而获得及时治疗。

(3)病理学诊断:对肺部病变标本病理学诊断为结核病变者,即使没有病原学支持,也可确诊为肺结核。但由于开展此项检查技术要求高,不适用于大范围人群的结核病防治,目前一般仅限于疑难病例的鉴别诊断使用。

3.临床诊断病例

所谓临床诊断病例,也可称为活动性涂阴肺结核。此类病例诊断一般应包括三方面依据:①一是至少 3 个痰涂片镜检均为阴性且其中至少 1 份为清晨痰标本;②二是胸部 X 线片显示与结核相符的病变,即与原发性肺结核、血行播散性肺结核、继发性肺结核、结核性胸膜炎任意一种肺结核病变影像学表现相符;③三是对于一般广谱抗生素的治疗反应不佳或无反应,而在诊断性抗感染治疗过程中,注意不应使用氨基糖苷类或氟喹诺酮类等对结核分枝杆菌有杀灭作用的广谱抗生素。对经抗感染治疗仍怀疑患有活动性肺结核的患者可进行诊断性抗结核治疗,推荐使用初治活动性肺结核治疗方案,一般治疗 1~2 月。此类患者可登记在"结核病患者登记本"中,如最后否定诊断,应变更诊断。

临床诊断病例的确定因情况复杂多变,既需要系统性,又需要灵活性,临床医师根据患者实际情况掌握好这两方面的平衡对于避免结核病的过诊和漏诊具有重要意义。另外,结核菌素实验强阳性、抗结核抗体检查阳性、肺外组织病理检查为结核病变等均可作为涂阴肺结核的诊断参考,诊断流程详见"接诊和诊断程序"。符合临床诊断病例的特点,但确因无痰而未做痰菌检查的未痰检肺结核患者也可按涂阴肺结核的治疗管理方式采取治疗和管理。

(二)发现方式

长期以来,我国大部分地区在结核病防治工作中采用了"因症就诊"为主的被动的发现方式。目前随着我国疾病控制网络化建设的不断完善,以综合医院转诊和结核病防治机构追踪为标志的主动发现模式在结核病发现工作中发挥了越来越重要的作用。下文将以《中国结核病防治规划实施工作指南》中有关内容为线索,将目前我国肺结核患者发现方式做一系统阐释。

1.因症就诊

因症就诊指患者出现肺结核可疑症状后主动到结防机构就诊,是我国结核病控制患者发现的最主要方式。目前我国已经将完善社会动员和健康促进工作列为中国结核病控制策略的重要内容之一,制订并在全国范围内实施倡导、交流和社会动员策略(ACSM),与多部门合作,开展结核病防治健康促进工作。通过建立并充分利用《结核病防治健康教育材料资源库》,有计划、有针对性地在诸如学校、工厂、社区等地开展多种形式的健康促进活动,取得了较好的成效。随着社会民众结核病防治知识知晓率逐步提高,越来越多具有可疑症状的患者能够主动到疾控中心、结核病防治所、慢性病防治中心等结防机构就诊。

2.转诊和追踪

全国结核病防治规划(2001—2010 年)中,特别强调了结核病患者归口管理和督导治疗,相应的在我国的结核病防治规划实施工作指南中也要求,各级综合医疗机构和结核病防治机构要在患者的发现、治疗等环节开展紧密合作,共同遏制结核病流行,简称"医防合作"。在医防合作中,卫生行政部门负责领导、协调开展转诊和追踪工作;要将肺结核患者转诊和追踪实施情况纳入对医疗卫生机构和结防机构目标考核内容,至少每年考核一次;应建立例会制度,定期听取医疗卫生机构和结防机构关于转诊和追踪工作的进展情况汇报,解决实施过程中出现的问题,并提出下一步工作要求。

转诊和追踪是医防合作的重要组成部分，是两个主体不同，相互关联的环节，其中转诊指患者出现肺结核可疑症状后到医疗卫生机构（不包括结防机构）就诊，经胸部 X 线或痰菌检查等诊断为肺结核或疑似肺结核患者后，患者携带医师填写的转诊单到结防机构就诊。医疗机构在具体执行的过程中，可以根据自身情况，采取感染科、呼吸科、实验室、放射科多科室共同转诊，或采取由医院预防保健科统一登记、转诊等模式，及时将应转诊对象转诊到结防机构接受治疗管理。

转诊的必要性是由结核病的特点和治疗要求决定的。结核病作为一种慢性传染性疾病，治疗需要长时间规则服药，否则极易产生耐药而治疗失败。在一般的综合医疗机构，结核病患者或许可以得到准确的诊断和正确的治疗方案，但是在至少 9 个月的治疗过程中，难以实施严格的治疗管理措施来保证患者规范治疗，而结核病专业机构则可以在诊断、治疗、跟踪随访、不良反应处理等各个环节实施严格管理和密切监测，保证患者坚持治疗和规律服药，提高结核病治愈率，减少因不规则服药而产生耐药、耐多药等不良后果。

追踪可以说是对转诊工作的重要补充，指对于医疗卫生机构疫情报告并转诊的肺结核和疑似肺结核患者，未按时到结防机构就诊，则须由结防机构或乡、村医师进行追踪，使其到结防机构接受检查和治疗。追踪工作与结核病网络报告关系密切，结防机构需要指定专人负责，对医疗卫生机构在疾病监测信息报告管理系统（以下简称"网络直报"）中报告的肺结核患者或疑似肺结核患者信息进行浏览、核实，并与结防机构临床医师紧密协作，对转诊未到位的患者进行追踪。下面分别就转诊、追踪两个环节进行阐述。

（1）转诊。①转诊主体：各综合医疗单位、私营医疗机构门诊或住院部的医务人员，特别是呼吸科、感染科等密切相关科室的医师，通常采取首诊医师负责制原则。②转诊对象：在各综合医疗单位、私营医疗机构门诊就诊的不需要住院治疗的肺结核患者或疑似肺结核患者；需住院治疗者，出院后仍需治疗的肺结核患者均为转诊对象。在我国结核病网络报告系统中，对应转诊对象有更为明确的要求。③转诊程序：a.填写转诊单和转诊登记本：转诊单一般由省级或市级结防机构根据国家结核病防治规划实施手册要求统一印制逐级分发至各级医疗机构，对需转诊对象，医疗卫生机构除填写传染病报告卡外，还要填写"肺结核患者或疑似肺结核患者转诊/推荐单"一式 3 份，一般采用复写纸方式以减少工作量，提高工作效率。一份留医疗卫生机构存档；一份由医疗卫生机构送达指定的结防机构；一份由患者携带，到指定的结防机构就诊。各级医疗机构应在感染科、医疗保健科或其他指定科室安排人员每天收集院内转诊单,并及时核对填写资料,对患者相关信息,尤其是患者联系信息不详的,要督促转诊医师及时更正。同时填写"医院肺结核患者及疑似肺结核患者转诊登记本"。b.转诊前健康教育:结核病防治机构应在卫生行政部门协调下,积极开展对综合医疗机构医务人员在结核病健康教育方面的培训,使医疗卫生机构转诊医师或护士能够熟练掌握宣传教育技巧和内容,以保证患者转诊前能接受良好的健康教育。良好的健康教育即可由医师实施、也可由护士实施,许多医院根据自身实际情况,采取了委派专门护士进行健康教育的方式,效果非常理想。健康教育的内容应包括向患者解释其可能患了肺结核,并讲解结核病相关知识和国家为结核病患者提供的各项优惠和减免政策,以及转诊到结防机构的必要性或原因等内容。c.转诊:一般在进行健康教育后,即嘱咐患者及时到结防机构就诊。部分结核病防治机构为院所合一的模式或结核病防治专科医院,在患者的住院管理和门诊管理之间、普通门诊和肺结核门诊之间要建立规范的转诊机制,保证患者及时接受规范的督导治疗。④转诊要求:及时转诊;按照转诊程序规范转诊;患者转诊单填写不能漏项,患者联系地址和电话须填写清楚、准确;患者的住院和出院情况要及时在传染病信息报告系统中进行订正;各医疗机构根据自身特点,制订规范的转诊流程图。⑤转诊评价指标:转诊率和转诊到位率是目前评价转诊工作的主要指标。⑥在实际工作中,评价指标还应包括一些过程指标,如是否将结核病转诊纳入了医疗机构考核体系;是否制订转诊制度和流程;是否建立了转诊患者登记本等,还要特别强调医疗卫生机构内各有关科室要及时详细填写门诊工作日志、放射科结核病患者登记本、实验室登记本、出入院登记本等,保证基础资料的完善。应鼓励部分有条件的医院对部分病情较重、传染性较强或耐药、耐多药患者采取救护车转送到结防机构等更为积极的做法,以提高转诊到位率、减少结核病的传播。

(2)追踪。①追踪主体:各级结防机构或乡村卫生医疗机构的医务人员。②追踪对象:辖区内、外医疗卫生机构报告或转诊现住址为本辖区的非住院肺结核患者或疑似肺结核患者,在报告后24小时内未到当地结防机构就诊者;在医疗卫生机构进行住院治疗的肺结核患者,出院后2天内未与当地结防机构取得联系。有关追踪对象的确定需要综合临床和网络信息,主要包括以下几个环节:a.结防机构的工作人员需要每天将前一天医疗卫生机构网络直报的确诊或疑似肺结核患者逐一进行浏览、查重,对于重复报告的传染病报告卡按照有关要求进行删除。b.查重后网络直报中的肺结核患者基本信息转录到"县(区)结防机构肺结核患者和疑似肺结核患者追踪情况登记本"(简称"追踪登记本"),追踪登记本也可以通过网络导出装订成册。c.将"追踪登记本"信息与结防机构"初诊患者登记本"和"肺结核患者或疑似肺结核患者转诊/推荐单"进行核对并记录所有具有报告信息患者"转诊日期"及"追踪、到位信息"。d.对"传染病报告卡""备注"栏中注明的住院患者,通过与报告医疗卫生机构住院部核实,确定患者已住院,则应在追踪登记本"备注"栏中注明。③追踪方法:a.电话追踪是目前最为常用的追踪方法:由县(区)结防机构负责追踪的人员直接与患者电话联系了解患者未就诊原因,劝导患者到结防机构就诊和治疗。该方法的前提是转诊单或报告卡所填患者联系电话必须准确可靠,这也是转诊、报病阶段对临床医师和信息填报人员须反复强调的重点。b.逐级开展现场追踪:对报病信息或转诊单上没有电话或通过电话追踪 3 天内未到位的患者,县(区)结防机构追踪人员与乡镇级卫生服务机构的医师电话联系,或将"患者追访通知单"传真或邮寄至乡镇医师,告知患者的详细情况。乡镇医师接到信息后,及时通知村医与患者进行联系,通过对患者进行结核病相关知识健康教育,说服患者到结防机构就诊;若 5 天内未到结防机构就诊,乡镇医师应主动到患者家中家访并劝导患者到结防机构就诊。同时电话通知或填写"患者追访通知单"第二联,向县(区)级结防机构进行反馈。经电话、乡(村)医师追踪,7 天内仍未到位的患者,县(区)结防机构追踪人员应主动到患者家中,充分与患者交流,了解患者未能及时到结防机构就诊的原因并努力劝导患者到结防机构就诊。④追踪评价指标:追踪率和追踪到位率是主要评价指标。⑤关于追踪工作的评价同样包括一些非量化指标,如是否建立了追踪流程和追踪制度;是否设立了结核病患者转诊、追踪登记本;是否与综合医疗机构建立了良好的反馈机制等。

(3)转诊、追踪的总体评价:转诊、追踪是两个紧密衔接的环节,实施的总体情况在很大程度上反映一个地区的医防合作成效。在数据录入质量较高的情况下,转诊追踪总体到位率目前可通过网络报表统计得出,是对转诊追踪情况的总体评价指标。

(4)转诊和追踪结果的反馈与激励措施:为强化各级医疗机构和结防机构医务人员对转诊追踪的认识,县(区)结防机构应每月采用反馈表的方式将患者转诊和追踪到位情况、结核病的核实诊断情况反馈给转诊单位、参与追踪的乡镇卫生院(社区卫生服务中心)医师和村卫生室(社区卫生服务站)医师,对他们的合作表示感谢,并结合本地实际和相关政策给予一定激励。

3.因症推荐

因症推荐大多适用于技术条件相对不足,自己没有能力对患者进行进一步诊治的单位。一般来说,咳嗽、咳痰≥2 周、咯血或血痰是肺结核的主要症状,具有以上任何一项症状者均可考虑为肺结核可疑症状者。医务人员或有关人员应将发现的肺结核可疑症状者推荐并督促其到结防机构接受检查。积极、及时地推荐病例非常关键,常常取决于接诊医师对结核病防治工作的认识和重视程度。因此,有计划地开展结核病防治知识、政策等培训,是促进因症推荐成效的重要因素。

4.接触者检查

指对涂阳肺结核患者的密切接触者进行结核病可疑症状筛查或结核病检查。涂阳肺结核病患者是公认的传染源。据统计,一个涂片阳性肺结核病患者如果得不到正规治疗,一年中可传染 10~15 人,被感染者一生中发生结核病的可能性为 5%~10%。因此,对涂阳肺结核患者的密切接触者进行筛查是更为积极地干预结核病传播链的重要举措。目前,我国已经将涂片阳性肺结核病患者的密切接触者筛查和检查纳入结核病防治免费政策,密切接触者检查已经成为结核病控制日常工作的重要内容。

(1)密切接触者含义:一般指新登记痰涂片阳性肺结核病患者(含初治和复治患者)的密切接触者,包括与痰涂片阳性肺结核病患者直接接触的家庭成员、同事、同学或同宿舍居住者。在判定密切接触者,分析其感染、发病可能性时,要综合考虑与病例接触时,病例是否处于传染期、病例临床表现、与病例的接触方式、接触时所采取的防护措施,以及暴露于病例污染的环境和物体的程度等因素,进行综合判断,在进行检查的同时,建议及时采取有针对性的防控措施。

(2)检查程序:①对每一位新登记涂片阳性肺结核病患者进行常规询问,调查其密切接触者信息,接触者中有肺结核可疑症状者,应填写在"涂阳肺结核病患者密切接触者登记本"上。②结防机构人员对新登记涂阳患者需进行有关密切接触者检查重要性的宣传教育。根据密切接触者范围、场所等实际情况,开展有针对性的结核病防治知识宣传或请患者将防治知识宣传卡或其他宣传资料转交给密切接触者,特别要注意通知已经出现或近期曾经出现肺结核病可疑症状的密切接触者到结防机构检查。③密切接触者接受检查后,应及时将检查结果记录到"涂阳肺结核病患者密切接触者登记本"中。

(3)密切接触者检查方法及处理原则如下。

检查方法:①PPD 皮试。适用于 0~14 岁儿童有肺结核病可疑症状者。

②胸部 X 线片。适用于 0～14 岁儿童 PPD 硬结平均直径≥15 mm 或有水疱等强烈反应者、≥15 岁有肺结核可疑症状者。③痰涂片检查。适用于对 0～14 岁儿童胸片有异常阴影者、≥15 岁有肺结核可疑症状者。

处理原则：①凡符合上述拍片和查痰标准的密切接触者的信息及检查结果，要登记在涂阳肺结核病患者密切接触者登记本上，也要登记在"初诊患者登记本"上。②对检查发现的肺结核病患者，按照《中国结核病防治规划实施工作指南》的要求进行治疗管理。③经检查没有异常发现的密切接触者，进行结核病知识宣传。宣传重点：一旦出现可疑肺结核病症状，应立即到指定的结防机构就诊；肺结核不可怕，绝大多数是可以治愈的。④对于学校内、工厂车间内等人群比较密集的场所，建议采取尤其积极主动的措施来进行密切接触者检查，避免结核病疫情暴发和流行。

5.健康检查

健康体检是一种主动发现结核病患者的手段，成本效益比较低，一般不作为患者发现的常规方法。更多适用情况是结核病防治机构积极与开展健康体检的机构合作，在进行健康体检时，特别关注结核病高发人群和重点行业人群，以便及时发现肺结核患者或疑似肺结核患者。健康体检的主要对象如下。

（1）高危人群：①农民工或来自结核病高发地区移民及求职者。②儿童及青少年中结核菌素反应强阳性者。③涂阳肺结核病患者的密切接触者。④糖尿病、接受免疫抑制剂治疗、硅肺、艾滋病病毒感染者及艾滋病患者。结核病和艾滋病病毒双重感染防治是目前结核病防治的重要挑战之一，在艾滋病病毒感染者和艾滋病患者中常规开展结核病调查已经逐步纳入我国艾滋病防治和结核病防治工作体系。⑤羁押人群。对于羁押人群中的结核病患者，大多地区采取了属地化管理的原则，其发现和治疗管理需要司法、监狱、当地结核病防治机构、卫生行政部门等有关各方充分沟通合作。由于羁押人群相对的独立性和固有的特殊性，因此，需要结核病防治机构进一步研究和探讨。

（2）重点人群：①教育系统的工作人员，主要包括托幼机构职工及大、中、小学教职工；②入伍新兵；③食品、卫生服务行业职工和劳动密集型企业职工；④来自偏远少数民族地区，到大中城市就读的学生。

6.结核病流行病学调查

虽然流行病学调查的主要目的是了解一个地区结核病疫情状况，但在调查过程中也会发现一部分结核病患者。

(三)接诊和诊断程序

1.问诊

问诊是接诊的第一环节,问诊的过程也是医师与患者交流的过程,富于技巧的良好问诊对于病情的判断、初步建立医患互信,乃至对后期患者的治疗都会产生深刻的影响。接诊医师应该详细询问初诊患者是否有咳嗽、咳痰、咯血、胸痛、发热、乏力、食欲减退、盗汗等症状,症状出现和持续时间,既往史(结核病史、抗结核治疗史、肝肾病史、药物过敏史、粉尘接触史与肺结核患者密切接触史等),是否已在其他地区结防机构登记和治疗等内容。

对推荐或转诊来的患者要询问发病过程、诊疗经过、诊断结果和治疗情况,并保存其推荐/转诊单,特别要关注治疗方案是否准确、治疗过程中是否有中断现象、不良反应发生等方面的信息,为患者病情判断和治疗管理打下良好基础。

对已在其他地区登记和治疗的患者,要按照"跨区域管理"有关流程(见第五节)在网络直报系统中查阅本单位是否收到该患者转入信息,若无转入信息,则要通过电话等方式与首次登记治疗单位联系,获取该患者既往治疗信息,确保患者得到准确、及时、规范的治疗。

2.填写"初诊患者登记本"

"初诊登记本"是目前结防机构普遍使用的结核病患者登记工具,记录内容是重要的"第一手资料",由县(区)结防机构接诊医师认真填写。凡初次就诊患者都要在"初诊患者登记本"上登记。目前全国结防机构统一执行《中国结核病防治规划实施工作指南》中的规范,部分地区开始逐步推广电子病案、无纸化办公系统,"初诊患者登记本"纸质版仍然需要妥善保留存档。下表为"初诊患者登记本"样板及其填写说明。

3.痰涂片显微镜检查

随着现代结核病诊断技术不断进展,越来越多的快速诊断技术开始在临床应用,但作为结核病控制工作中广泛应用的结核病诊断技术,痰涂片显微镜检查仍是目前肺结核患者诊断不可替代的重要手段。

(1)查痰对象:前来就诊的肺结核患者、疑似肺结核患者和肺结核可疑症状者,对转入患者或在经住院治疗后转诊者,如在外院或外地结防机构就诊时已经做过痰检,根据病历资料或网上转入信息核实后,可参考结果直接登记。

(2)收集 3 份合格痰标本:对初诊患者,要求当日在门诊留 1 份"即时痰"标本,同时发给患者两个标记患者姓名的痰标本盒,嘱患者次日带"夜间痰"和"晨痰"进行检查。应告诉初诊患者留取合格痰标本的方法,保证其提供的痰标本是从肺深部咳出的黏性或脓性痰。

（3）乡镇查痰点：一般查痰在县或区级结防机构实验室进行，为减轻部分边远地区、交通不便地区的患者负担，提高结核病防治服务可及性，我国在部分地区设置了乡镇查痰点，一般设立在镇级中心卫生院检验室，相关人员需要接受结防机构检验人员专业培训，工作环境和实验操作要接受上级实验室的质量控制。特别强调所有检查玻片要妥善保存，阳性涂片由当地县级结防机构进行复核后才生效，以保证结果准确性。

4.痰分枝杆菌培养和菌型鉴定

鉴于痰涂片检查无法区别结核分枝杆菌和非结核分枝杆菌，建议在有条件的实验室在进行直接痰涂片检查结果的同时，开展痰分枝杆菌培养、药敏试验、菌型鉴定甚至分子生物学检测等技术资源要求较高的项目以更好地明确诊断和指导治疗。

5.胸部影像学检查

胸部 X 线检查目前对结核病诊断仍然是重要的手段之一，特别是在基层医疗单位。病原学检查和组织病理检查是肺结核诊断的确切依据，但在上述两项无法满足的时候，胸部 X 线检查结果就显得尤为关键。因此，大部分肺结核患者均采用 X 线诊断技术。但为减少放射性损伤，对于孕妇、婴幼儿、儿童患者或疑似病例，应严格掌握指征，防止滥用；对成人亦应尽量减少不必要的重复检查。一般来说，0～14 岁儿童肺结核可疑症状者、结核菌素试验强阳性者拍胸部正位片 1 张，胸部正位片显示异常可加拍侧位片 1 张；对≥15 周岁肺结核可疑症状者直接拍摄胸片检查，但如患者可提供近 2 周内胸片或胸片报告单，可借阅其胸片核实情况，不再重复拍胸片检查。

胸部 CT 扫描在结核病诊断与鉴别诊断中的价值已经得到了广泛的认可，其优点主要在于：对缺乏病原学诊断的肺部肿块、囊肿阴影、空洞、结节和浸润型阴影的鉴别诊断；血行播散型肺结核早期发现；胸内肿大淋巴结、淋巴结隐匿部位病灶的鉴别诊断；胸腔积液，特别是少量、包裹性胸腔积液和胸膜病变的鉴别诊断等。

6.结核菌素试验

我国是结核病高流行国家，儿童普种卡介苗，因此阳性结果对诊断结核病、区别人工和自然感染结核菌的意义不大。但强阳性结果仍然对结核病诊断具有一定的参考价值。临床上结核菌素试验常应用于 0～14 岁儿童肺结核可疑症状者、与涂阳肺结核患者密切接触的 0～14 岁儿童或需与其他疾病鉴别诊断的患者。

7.结核病分类

按照 2001 年《中华人民共和国卫生行业标准》,结核病分为以下 5 类。

(1)原发性肺结核(简写为Ⅰ),为原发结核杆菌感染所致病症,包括原发综合征和胸内淋巴结结核。

(2)血行播散性肺结核(简写为Ⅱ),包括急性、亚急性、慢性血行播散性肺结核。

(3)继发性肺结核(简写为Ⅲ),是肺结核中的最常见类型,包括浸润性、纤维空洞性及干酪性肺炎、气管支气管结核、结核球等。

(4)结核性胸膜炎(简写为Ⅳ),包括干性、渗出性结核性胸膜炎和结核性脓胸。

(5)其他肺外结核(简写为Ⅴ),包括骨关节结核、结核性脑膜炎、肾结核、肠结核等。

8.结核性胸膜炎诊断要点

(1)确诊依据包括病原学和病理学两方面:①病原学,胸腔积液涂片或培养查到结核分枝杆菌。②病理学,胸膜活检符合结核病变病理学特征。

(2)诊断:缺乏上述两项依据者,若具有典型的胸膜炎症状及体征,同时符合以下辅助检查指标中至少一项者或临床上可排除其他原因引起的胸腔积液,可诊断为结核性胸膜炎。①结核菌素皮肤试验反应强阳性或血清抗结核抗体阳性。②胸腔积液常规及生化检查符合结核性渗出液改变。③肺外组织病理检查证实为结核病变。

(四)肺结核疫情报告

1.报告依据

2004 年 12 月 1 日起施行的《中华人民共和国传染病防治法》中,将肺结核病列为乙类传染病。各责任报告单位和报告人应按照乙类传染病报告要求,对肺结核病例限时进行报告。

2.责任报告单位及报告人

各级疾病预防控制机构、各类医疗卫生机构和采供血机构均为责任报告单位;其执行职务的人员、乡村医师和个体开业医师均为责任疫情报告人。

3.报告对象

凡在各级各类医疗卫生机构就诊的肺结核患者(包括确诊病例、临床诊断病例和疑似病例)均为病例报告对象,在报告中分为涂阳、仅培阳、菌阴和未痰检

4类。需特别提出的是,为使报告信息准确反映疫情状况,对于明确的陈旧性肺结核病例、刚刚完成规范疗程的肺结核病例,均不作为报告对象。

4.报告时限

根据我国《传染病法实施办法》有关规定,责任疫情报告人发现乙类传染病患者、病原携带者和疑似传染病患者时,城镇于12小时内,农村于24小时内向发病地的卫生防疫机构报出传染病报告卡。

结合上述要求和目前我国肺结核病监测网络现状,我国《结核病防治规划实施工作指南》中要求,凡肺结核或疑似肺结核病例诊断后,实行网络直报的责任报告单位应于24小时内进行网络报告;未实行网络直报的责任报告单位应于24小时内寄出或送出“中华人民共和国传染病报告卡”(以下简称“传染病报告卡”)给属地疾病预防控制机构。县(区)级疾病预防控制机构收到无网络直报条件责任报告单位报送的传染病报告卡后,应于2小时内通过网络直报进行报告。

5.报告程序与方式

传染病报告实行属地化管理。传染病报告卡由首诊医师或其他执行职务的人员负责填写。现场调查时发现的传染病病例,由属地结防机构的现场调查人员填写报告卡。肺结核病疫情信息实行网络直报,没有条件实行网络直报的医疗卫生机构,应在24小时内将传染病报告卡寄出或送给属地县级疾病预防控制机构。军队医疗卫生机构向社会公众提供医疗服务时,发现传染病疫情应当按照国务院卫生行政部门的规定向属地疾病预防控制机构报告。

6.传染病报告卡的订正与查重

各级政府卫生行政部门指定的结核病防治机构应当对辖区内各类医疗保健机构的结核病疫情登记报告和管理情况定期进行核实、检查、指导,及时对报告卡进行订正和查重,内容主要如下。

(1)重新填写传染病报告卡:同一医疗卫生机构发生报告病例诊断变更、死亡或填卡错误时,应由该医疗卫生机构及时进行订正报告,并重新填写传染病报告卡,卡片类别选择“订正”项,并注明原报告病名。对报告的疑似病例,应及时进行排除或确诊。转诊病例发生诊断变更或死亡时,由转诊医疗卫生机构填写订正卡并向患者现住址所在地县(区)级结防机构报告。

(2)患者现住址和联系方式的核实:强调准确填写患者联系电话,便于后期对患者进行随访,对于调查核实现住址查无此人的病例,应由核实单位更正为地址不详。

(3)对肺结核患者进行追踪及报告卡订正:结防机构对其他单位报告的病例

进行追踪调查,发现报告信息有误、变动或排除病例时应及时订正。

(4)重报卡的删除:结防机构及具备网络直报条件的医疗卫生机构每天对报告信息进行查重,对重复报告信息进行删除。

(5)追踪到位情况订正:在"追踪登记本"的"到位情况"和"到位诊断结果"栏目中填写患者的到位情况和核实诊断结果;根据实际情况对网络直报中的原始报告信息予以订正,对于需抗结核治疗的患者进行"收治"并录入患者的相关信息。

五、肺结核患者的登记管理

通过世界银行贷款结核病控制项目,国家"十五""十一五"结核病防治规划,全球基金结核病防治项目等结核病防治项目的实施,我国逐步建立起一套较为完善的肺结核患者登记管理体系。其主要内容包括患者诊断、治疗、随访、转归等各环节情况,主要形式有纸质登记资料和 2004 年建立并投入使用的结核病网络登记管理系统。

(一)结核病患者登记的意义和方法

对肺结核患者进行登记管理是现代结核病控制策略的重要基础,是实现肺结核患者规范治疗的基本保证,根本目的在于提高结核病治愈率,控制结核病疫情。目前全国结核病防治机构采用统一内容的结核病患者登记本,初步实现了肺结核病患者登记和管理标准化。对耐药、耐多药等特殊情况下的结核病患者登记管理体系尚处于项目试点阶段,有待进一步完善并逐渐推广。

1.对确诊结核病患者进行登记的必要性

首先,长期以来的结核病控制工作实践表明,以县为单位对结核病患者登记是对患者实施较长时间的科学管理,保证和监测治疗效果的有效方法。2005 年底,我国结核病防治工作实现十一五规划和全球要求的 DOTS 覆盖率达到 100%,发现率达到 70%,治愈率达到 85% 的阶段性目标,不断完善的登记系统发挥了重要的基础性作用;其次,及时、准确登记患者,全程系统地收集每一个个案的治疗管理信息,不仅有利于患者的治疗效果,更重要的是将个案信息分类汇总获取的防治信息,对于及时发现防治工作中出现的问题、考核评价整体防治效果和调整改进防治措施都具有指导意义;最后,通过不断完善登记系统,获取高质量的年度登记率等流行病学数据可以更为准确地反映结核病发病和患病趋势,节约开展大规模流行病学调查所需的人力、物力和财力等宝贵资源。

2.登记单位和责任人

县(区)级结防机构或承担患者治疗管理任务的市级结防机构负责本辖区结

核病患者的登记工作。由于目前采用纸质和网络信息并行的方法,门诊医师和信息资料管理人员应紧密沟通,共同负责,保证网络报告数据的高质量。一般来讲,门诊医师负责纸质材料的填写,信息资料管理人员负责将门诊原始资料进行网络录入,也有部分结防机构可在门诊直接完成电脑录入患者病案信息,减少了重复环节,提高了数据的准确性和及时性。

3.登记对象和分类

随着我国结核病控制工作的拓展,目前,所有的活动性肺结核患者都被纳入登记管理。同时,新结核性胸膜炎患者和其他肺外结核患者也成为登记对象。此外,下列患者也应进行重新登记:复发、返回、初治失败、其他几类。

4.结核病患者登记本登记内容和登记方法

结核病患者登记本主要填写患者基本信息、登记分类、治疗期间随访检查结果以及转归等内容。结合我国结核病防治工作进展和新挑战,结核病患者登记本也进行了相应的调整,增加了流动人口跨区域管理、TB/HIV 检测、耐多药结核病管理、系统管理率等内涵。《中国结核病防治规划实施工作指南》在患者登记本填写说明中详细列出了登记本中相关名词的定义和具体填写方法,是我国统一标准、统一要求的登记管理模式。

随着中国结核病管理信息系统的不断完善,病案资料录入良好的县(区),可通过计算机直接生成"结核病患者登记本",可定期打印留存以便于工作中浏览和核查。但无论是纸质还是网络记录资料,均为重要的原始资料,要求准确、完整、及时、妥善保管,并不得随意涂改。

(二)肺结核患者病案记录

我国目前已经在全国结防机构推广使用了统一内容的肺结核患者病案,下简称"病案记录"。对登记并进行治疗的活动性肺结核患者、结核性胸膜炎患者,应按"病案记录"的内容和要求进行记录;对未在结防机构治疗管理的肺外结核病患者,只填写病案首页的主要内容,包括姓名、性别、出生日期、职业、登记号、身份证号、民族和现住址等,然后存档保留。

但现有通用的结核病患者登记和病案记录尚未能满足耐药、耐多药结核病患者管理的需要。如何将全部的肺结核病患者整合入同一病案记录系统或网络报告系统,以更高效地利用各项数据资料是目前我国结核病控制工作面临的亟待解决的问题。2006 年以来,我国已经通过在部分省市实施"中国第五轮全球基金结核病防治项目耐多药结核病防治项目"积累了一定的经验,对于耐药、耐多药等将来设计应用涵盖所有结核病患者的登记和病案记录系统作出了有益探索。

(三)肺结核患者联系卡

良好的医患沟通是提高患者治疗依从性的重要基础。为方便患者与医师保持联系,县(区)结防机构门诊医师要为每位确诊肺结核患者免费发放"联系卡",同时要对所有肺结核患者进行充分的结核病相关知识健康教育,告知规律治疗重要性和中断治疗的危害,提高患者治疗依从性。部分结核病防治机构设立健康教育室,安排专人(护士或医师)对患者进行更为专业的健康教育,收到了良好效果,值得借鉴。

对于流动人口结核病患者,必要时可采取一定的补助或激励措施,鼓励患者在治疗期间尽量不要离开居住地,如必须离开,提前通知负责治疗的医师,以便启动结核病跨区域管理机制,确保患者离开后在异地继续获得治疗及管理。

六、结核病患者的治疗管理

化学疗法已成为当今控制结核病流行的首要措施。在不住院条件下,采用统一的标准化治疗方案之后,实施有效的治疗管理是化疗成败的关键。只有积极有效地落实患者的治疗管理工作,确保患者能规律治疗,才能取得化疗的成功。活动性肺结核患者均为治疗管理对象。其中,涂阳肺结核患者是重点管理对象。

(一)治疗管理的目的

治疗管理的目的是在医务人员的督导下,确保肺结核病患者在全疗程中,规律、联合、足量和不间断地实施化疗,最终获得治愈。

(二)治疗管理的原则

化学疗法应以传染源为主要对象,即对全部痰细菌学检查阳性(含涂片、集菌和培养阳性)的肺结核病患者,实施在医务人员直接面视下的短程化疗,确保患者全程规律化疗。

(三)治疗管理的组织与分工

在不住院条件下,对活动性肺结核患者进行治疗管理的机构及相关人员分工如下。

1.县(区)结防机构

(1)执行统一的短程标准化治疗方案,为肺结核患者提供免费抗结核药品。

(2)向患者做好有关治疗的健康教育,使每一位患者了解治疗及管理的注意事项。

（3）给患者发放肺结核患者联系卡，与其签订治疗管理协议。

（4）通过电话、结核病管理信息系统或书面等形式，将患者的诊断信息告知乡镇卫生院（社区卫生服务中心）、村卫生室（社区卫生服务站）和厂矿、企事业单位医务室的医护人员，并指导其开展对患者的治疗管理工作。

（5）定期对乡镇卫生院（社区卫生服务中心）、村卫生室（社区卫生服务站）和厂矿、企事业单位医务室的医护人员和肺结核患者进行督导。

（6）对肺结核患者的治疗效果进行考核、分析和评价。

2.乡（镇）卫生院（社区卫生服务中心）

（1）接到县（区）结防机构确诊的肺结核患者诊断信息后，应立即对患者进行访视，并落实患者的治疗管理工作。同时要在"乡（镇）肺结核患者管理登记本"上进行登记。

（2）对每位患者在全疗程中至少访视 4 次，了解患者治疗情况，督导村卫生室（社区卫生服务站）医师和其他督导人员实施直接面视下的短程化疗。并将访视结果记录在"肺结核患者治疗记录卡"上。

3.村卫生室（社区卫生服务站）及企事业单位医务室的医护人员

（1）每次督导患者服药后按要求填写"肺结核患者治疗记录卡"。

（2）患者如未按时服药，应及时采取补救措施，防止患者中断服药。

（3）一旦发现患者出现不良反应或中断用药等情况，及时报告上级主管医师并采取相应措施。

（4）督促患者定期复查，协助收集痰标本。

（5）患者完成全程治疗后，督促患者将"肺结核患者治疗记录卡"送至县（区）结防机构归档保存。

（6）在村卫生室（社区卫生服务站）医师实施督导化疗有困难的地区，可选择具备一定文化水平的志愿者（如村干部、小学教师、学生等）或家庭成员进行培训，以代替村卫生室（社区卫生服务站）医师实施督导化疗。

（四）治疗管理的参与人员职责

1.参与肺结核患者督导治疗管理人员

（1）医务人员：县（区）结防机构、乡镇卫生院（社区卫生服务中心）和村卫生室（社区卫生服务站）承担预防保健工作任务的医务人员可对结核病患者进行督导治疗管理。

（2）家庭成员：结核病患者的配偶、父母、子女及与患者一起生活的其他家庭成员,年龄在15岁以上,具备小学及以上文化程度,经过村级医师培训后能够督促管理患者服药、复查和填写相关记录者也可对结核病患者进行督导治疗管理。

(3)志愿者:除医务人员和家庭成员外志愿承担对结核病患者治疗管理工作的人员,如教师、学生、已治愈的结核病患者及其他人员等。年龄在18岁以上,具备初中及以上文化程度,经过结防医师培训后能够督促管理患者服药、复查和填写相关记录者也可对结核病患者进行督导治疗管理。

2.督导治疗管理人员的选择

患者的治疗管理原则上由医务人员进行督导。如果患者居住地离村卫生室(社区卫生服务站)的距离超过1.5 km或者村级医师无法承担督导任务时,可以实行家庭成员督导或者志愿者督导。接受国家耐多药结核病治疗方案的患者必须由医务人员进行督导。

3.督导治疗管理人员的职责

(1)应根据肺结核患者实际情况确定服药地点和时间,面视患者服药。

督导治疗管理人员必须经过培训后方可参与患者服药督导工作。医务人员的培训应纳入常规的业务技术培训,家庭督导员和志愿者由村卫生室(社区卫生服务站)医师进行培训。

培训方法:由村卫生室(社区卫生服务站)医师向家庭督导员或志愿者讲述培训内容。培训结束后,考核督导员培训的主要内容。对不能正确回答的相关内容要重复培训。

培训内容:①结核病防治基本知识,如防止结核病传染的方法、治疗疗程等。②患者所用药物的名称、每次用药剂量和方法。③做到送药到手、看服到口,按照化疗方案的要求每天或隔天服药。患者误期未服,每天服药者应顺延服药时间,隔天服药者请在24小时内补上。④药物常见不良反应,如有不良反应及时督促患者找医师处理。⑤在患者服药期间,原则上在治疗满2个月、5个月、6个月(复治8个月)时,督促患者带晨痰和夜间痰到结防机构复查,具体时间详见"肺结核患者治疗记录卡"。⑥做好患者每次服药记录。

(2)患者如未按时服药,应及时采取补救措施。

(3)每次督导服药后按要求填写"肺结核患者治疗记录卡"。

(4)一旦发现患者出现不良反应或中断用药等情况,及时报告上级主管医师并采取相应措施。

(5)督促患者定期复查,协助收集痰标本。

(6)患者完成全程治疗后,督促患者及时将"肺结核患者治疗记录卡"送至县

（区）结防机构归档保存。

（五）治疗管理的主要内容

（1）督导患者服用抗结核药物,确保患者做到全疗程规律服药。

（2）观察患者用药后有无不良反应,对有不良反应者应及时采取措施,最大限度地保证患者完成规定的疗程。

（3）督促患者定期复查,掌握其痰菌变化情况,并做好记录。痰菌检查结果是判断治疗效果的主要标准,国家对治疗期间随访的肺结核患者进行免费痰涂片检查。①初治涂阳、涂阴肺结核患者在治疗至第 2 个月末、5 个月末和疗程末（6 个月末）;复治涂阳肺结核患者在治疗至第 2 个月末、5 个月末和疗程末（8 个月末）要分别收集晨痰和夜间痰各 1 份进行涂片检查。②初、复治涂阳肺结核患者在治疗第 2 个月末,痰菌仍为阳性者,应在治疗第 3 个月末增加痰涂片检查 1 次。③确诊并登记的涂阴肺结核患者,即使患者因故未接受治疗,也应在登记后满 2 个月和满 6 个月时进行痰菌检查。

（4）采取多种形式对患者及其家属进行结核病防治知识的健康教育,提高患者的治疗依从性及家属督促服药的责任心。

（5）保证充足的药品储备与供应。

（六）治疗管理的方式

为保证肺结核患者在治疗过程中能坚持规律用药,完成规定的疗程,必须对治疗中的患者采取有效的管理措施。肺结核患者的治疗管理方式有全程督导化疗、强化期督导化疗、全程管理和自服药。

1.全程督导化疗

指在肺结核患者的治疗全过程中,患者每次用药均在督导人员直接面视下进行。涂阳患者和含有粟粒、空洞的新涂阴患者应采用全程督导化疗的治疗管理方式。

2.强化期督导

指在肺结核患者治疗强化期内,患者每次用药均在督导人员直接面视下进行,继续期采用全程管理。非粟粒、空洞的新涂阴肺结核以及结核性胸膜炎患者应采用强化期督导的治疗管理方式。

3.全程管理

指在肺结核患者治疗全过程中,通过对患者加强宣传教育,定期门诊取药,家庭访视,复核患者服药情况（核查剩余药品量、尿液抽检等）,误期（未复诊或未取药)追回等综合性管理方法,以保证患者规律用药。具体做法如下。

(1)做好对肺结核患者初诊的宣传教育,内容包括解释病情、介绍治疗方案、药物剂量、用法和不良反应以及坚持规则用药的重要性。

(2)定期门诊取药,建立统一的取药记录,强化期每2周或1个月取药1次,继续期每月取药1次。凡误期取药者,应及时通过电话、家庭访视等方式追回患者,并加强教育,说服患者坚持按时治疗。对误期者城镇要求在3天内追回,农村在5天内追回。

(3)培训患者和家庭成员,使其能识别抗结核药物,了解常用剂量和用药方法,以及可能发生的不良反应,并督促患者规则用药。

(4)全程管理也应使用"肺结核患者治疗记录卡",由患者及家庭成员填写。

(5)家庭访视则是建立统一的访视记录,村卫生室(社区卫生服务站)医师接到新的治疗患者报告后应尽早做家庭访视,市区1周内,郊区10天内进行初访,化疗开始后至少每月家庭访视1次。内容包括健康教育,核实服药情况,核查剩余药品量,抽查尿液,督促患者按期门诊取药和复查等。

(6)做好痰结核菌的定期检查工作,治疗期间按规定时间送痰标本进行复查。

4.自服药

其指虽然已对肺结核患者进行了规范化疗的宣传教育,但因缺少有效管理而自服药的患者。

(七)治疗管理的步骤

1.化疗前宣传教育

向患者及家庭成员详细说明肺结核治疗期间的各项要求,使患者能够主动配合治疗。每个患者宣传教育时限不少于10分钟,宣传内容简明扼要,以便患者能够记住。宣传教育主要内容:①结核病是呼吸道传染病,在治疗的前2个月一定注意家人及周围人群的空气传播。②结核病是可以治好的,要树立坚定信心,充分与医师配合。③坚持按医师制订的化疗方案规则治疗,完成规定的疗程是治好结核病的关键。④服药后可能出现不良反应。如一旦出现不良反应,及时找医师处理,不要自行停药。⑤治疗满2个月、5个月、6个月(复治菌阳患者8个月)定期送痰到结防机构检查。每次复查痰时,请留好当天的晨痰进行检查。

2.发放联系卡

为每位确诊的肺结核患者免费发放"联系卡",方便患者与医师保持联系。

3.签订治疗协议

县(区)结防机构要与患者签订1份"××县(区)结核病控制免费治疗协议"。

4.落实督导治疗

县(区)级结防医师确定患者化疗方案后,填写"肺结核患者治疗管理通知单",并由患者带回,交给村卫生室(社区卫生服务站)医师保存。村卫生室(社区卫生服务站)医师接到"肺结核患者治疗管理通知单"后,马上落实督导治疗(医务人员、家庭成员或志愿者等督导)。县(区)结防机构同时填写1份"肺结核患者治疗管理通知单"发至乡镇卫生院(社区卫生服务中心)结防医师,乡镇卫生院(社区卫生服务中心)结防医师收到"肺结核患者治疗管理通知单"后,必须在3天内访视村卫生室(社区卫生服务站)医师和患者,了解患者治疗管理落实情况。县(区)级结防医师也可用电话将肺结核患者通知和落实治疗管理的反馈告知乡镇卫生院(社区卫生服务中心)医师。

在肺结核患者治疗过程中,治疗管理人员应加强患者治疗依从性的健康教育,避免患者发生中断治疗。一旦发生中断治疗,督导人员应尽快采取措施追回中断治疗的患者,保证规范治疗。

(1)追踪对象:超过规定时间1周未到县结防机构取药的患者为追踪对象。

(2)追踪方式:①县结防机构电话与患者联系,了解中断原因,并督促患者及时到结防机构取药。同时电话通知乡、镇防痨医师,由乡、镇防痨医师通知村医师到患者家了解中断原因,督促患者到结防机构取药,并将追踪结果向县结防机构电话反馈。②若通知患者1周后仍未到县结防机构取药,县结防机构应到患者家进行家访,了解原因。③若患者离开当地,县结防机构应了解患者去向,同患者居住地结防机构联系,确保患者完成全程治疗。

5.药品保管

患者将抗结核药品带回后,交给村卫生室(社区卫生服务站)医师保存。对实施家庭成员或志愿者督导的患者,村卫生室(社区卫生服务站)医师每2周向负责督导治疗管理的人员发放1次药品。

6.实施督导服药

督导员必须为每例接受抗结核治疗的肺结核患者填写1份"肺结核患者治疗记录卡"。该卡由督导员保存并填写治疗记录。患者取药时要携带"肺结核患者治疗记录卡"。治疗结束时,村卫生室(社区卫生服务站)医师要督促患者将"肺结核患者治疗记录卡"送至县(区)结防机构保存。

7.督导与访视

县(区)、乡镇(社区卫生服务中心)两级医师定期进行督导,及时解决发现的问题,并做好记录。对实施家庭成员或志愿者督导的患者,村卫生室(社区卫生服务站)医师每两周访视 1 次患者。

对实施督导化疗的人员发放治疗管理补助费。发放原则:①督导管理患者完成规定的疗程并定期查痰,按规定的标准发放。②因特殊情况(死亡、药物不良反应)可以按照管理时间的比例发放。

8.治疗管理的评价、考核指标

考核评价应包括管理与疗效两方面的指标,以考核涂阳患者的化疗情况为重点。

(1)化疗管理考核指标:①治疗覆盖率指在一定地区、一定期间接受治疗的初治涂阳肺结核病患者数,占初治涂阳登记患者数的百分比。治疗覆盖率(%)=接受治疗的初治涂阳患者数/初治涂阳患者登记数×100%。②完成治疗率指一定地区、一定期间内完成规定疗程的患者数占涂阳患者登记数的百分比。完成治疗率(%)=完成治疗的(涂阳)患者数/涂阳患者登记数×100%。③治疗督导率指一定地区、一定期间内接受督导化疗的涂阳患者数,占登记涂阳患者数的百分比。治疗督导率(%)=接受督导化疗的涂阳患者数/涂阳患者登记数×100%。

(2)治疗效果考核指标:涂阳患者转归队列分析指一定地区、一定期间涂阳患者完成规定疗程后,治愈、完成疗程、死亡、失败、丢失、迁出等各类转归患者占登记涂阳患者的百分比。①以治愈率为例,公式:治愈率(%)=治愈涂阳患者数/涂阳患者登记数×100%。注:实际应用时可把涂阳患者分为新发、复发、其他复治等,分别统计分析、评价。②化疗强化期(2 个月末)痰菌转阴率指一定地区、一定时期内登记的涂阳患者中,完成强化期治疗时,痰菌阴转患者所占百分比。强化期痰菌转阴率(%)=强化期末痰菌阴性患者数/涂阳患者登记数×100%。③细菌学复发率指对完成疗程治愈的肺结核病患者,在停止治疗后的 2 年及 5 年,进行随访观察,考核其细菌学复阳比率。细菌学复发率(%)=其中 2 或 5 年内痰菌复阳的患者数/随访观察的患者数×100%。注:细菌学复发率用于评价化疗远期效果。

七、耐药结核病的管理

(一)耐药结核病的流行状况

耐药结核病已经对全球结核病控制工作构成了严峻挑战。目前全球大约

20 亿人感染结核分枝杆菌,其中近 5 000 万为耐药结核病患者。中国属于 22 个结核病高负担国家之一,位居全球结核病负担第 2 位,拥有全世界 16％的结核患者,其中至少有 27.8％的患者对 1 种一线药物耐受。WHO/IUATLD 的最新耐药监测估计,在新患者中,10.2％的患者至少对 1 种抗结核药物耐药,耐多药结核(MDR-TB)耐药率1.1％;在复治患者中,18.4％的患者至少对 1 种抗结核药物耐药,MDR-TB 耐药率 7.0％。由此估计全球每年新出现 30 万～60 万 MDR-TB 患者。WHO 估计我国耐多药结核病患者数约占全球的 1/4。

我国是全球耐药结核病疫情较高的国家之一。全国结核病耐药性基线调查报告(2007－2008 年)显示:涂阳肺结核患者菌株的耐多药率为 8.32％,其中初治涂阳肺结核患者菌株的耐多药率为 5.71％,复治涂阳肺结核患者菌株的耐多药率为 25.64％。据此估算,全国每年将新发耐多药肺结核患者 12.1 万,其中初治患者为 7.4 万例,复治患者为 4.7 万例。耐多药结核病控制已成为我国结核病控制工作中的重要内容之一。

(二)耐药结核病的定义

产生耐药为结核菌的重要生物学特性,从流行病学角度可分为原发性耐药和继发性耐药。按耐药的种类分为单耐药、多耐药和耐多药等。常见的耐药结核病的定义如下。

1.原发性耐药

其指无结核病史,未接受过抗结核治疗的患者首次感染耐药结核菌而发生的耐药结核病。

2.获得性耐药

其指感染敏感株的结核病患者在抗结核治疗中由于接受不适当治疗,治疗时间至少在 1 个月以上而出现耐药性。

3.单耐药

对 1 种抗结核药物耐药。

4.多耐药

对两种及两种以上的抗结核药物耐药(同时耐异烟肼和利福平除外)。

5.耐多药

其指结核杆菌对两种及两种以上的抗结核药物耐药,同时含耐异烟肼和利福平,即可定为耐多药结核病。

6.广泛耐药

其指在耐多药的基础上,对任何喹诺酮类药物以及 3 种二线注射药物(硫酸卷曲霉素、卡那霉素和阿米卡星)中至少 1 种耐药。

(三)耐药结核病的危险评估

耐药结核病诊断的第一步是确认高危人群,并快速进行结核病的实验室诊断。尤其在结核病高流行地区,结核病的诊断通常需要危险性评估。条件允许的情况下,一旦考虑结核病,就应该收集痰液或其他标本进行抗酸杆菌(AFB)涂片、培养和药物敏感试验。如果在数周甚至数月后获得药敏试验结果时再考虑耐药结核病的可能性,可能会导致患者接受不必要、不正确的治疗。因此,快速鉴别结核病患者是否为耐药患者具有重要意义:①采用最恰当的经验方案治疗患者;②降低传播;③减少可能出现的药物不良反应;④提供治愈的最好机会;⑤防止进一步耐药的发生;⑥为接触者提供合理的关怀。

获得药敏结果前,判定耐药结核病高危人群是早期发现工作的第一步,下面 4 种情况可视为耐药结核病的重要预测指征:①既往有结核病治疗史;②结核病治疗中临床和/或胸部 X 线片表现恶化;③在耐药结核病高发地区或国家出生、居住或者经常到耐药结核病高发地区旅行者;④与耐药结核病患者密切接触,如家庭成员、同事、羁押机构、流浪收容所等。

(四)耐药结核病治疗方案的选择

耐药结核病治疗方案选择理想的情况是,从每个患者分离出结核杆菌进行体外药物敏感试验,并根据药敏结果制订治疗方案。

1.选择药物

选择药物时要考虑:①耐药种类;②既往使用的药物种类;③患者的身体状况;④药物不良反应;⑤药物的可获得性。

2.一线药物的药敏试验结果

一线药物的药敏试验结果需要数周,二线药物的药敏试验结果需要 2 个月甚至更长的时间。因此,在以下几种情况下具有耐药高风险,在药敏结果出来之前就可以考虑耐药结核病的治疗:①结核病治疗失败的患者;②有抗结核治疗史;③与耐药结核病患者密切接触。

获得药敏试验结果后,可酌情修改方案。

3.目前 WHO 推荐的 MDR-TB 治疗策略

(1)标准化治疗:无个体药敏结果或只做一线药敏,根据耐药监测数据,对同一患者群使用统一治疗方案。

(2)经验治疗:无个体药敏结果或只做一线药敏,根据耐药监测数据及患者既往用药史设计个体化治疗方案。

（3）个体化治疗：根据既往用药史和药敏结果（包括二线）设计个体化治疗方案。

（4）先标准化疗治疗，后个体化治疗 开始时同一患者群使用统一方案，有药敏结果后调整为个体方案。

（5）先经验治疗，后个体化治疗 开始时根据患者用药史给予个体方案，待药敏结果回来后进一步调整。

4.注意事项

（1）对于高度可疑的耐药结核病患者，尤其是病情严重或病变广泛患者，采用经验性方案进行治疗。

（2）经验性治疗方案要基于可疑的耐药类型以及既往抗结核治疗史。经验性治疗方案要包括 4 种有效或基本有效药物。

（3）一定不要在治疗失败的方案中仅仅增加 1 种药物。

（4）MDR-TB 治疗用药数量要根据敏感药物种类、可用的一线药物以及病情的严重程度确定。

（5）目前公认，MDR-TB 的疗程为痰菌阴转后至少 18 个月。

（五）耐药结核病的管理

患者管理是结核病控制的重要组成部分。患者管理与患者关怀相一致，主要职责是通过合理应用资源，保证患者生理和心理或社会需求得到满足。管理者确保患者能够坚持并完成治疗直至治愈，同时对患者病情进行定期的、系统的回顾。

1.职能与职责

耐药结核病管理是困难和复杂的，需要医师、专家及其他服务提供者（如宣传教育人员、DOT 人员、社会工作者、羁押所护士、校医及接触者的调查人员等）之间的高度协调。管理者主要职责：①通过 DOT 确保患者完成治疗；②对患者及其周围人员进行关于耐药结核病传播、治疗等知识的健康教育；③确保对患者进行所需的医疗评估，包括临床及药品毒性监测；④对传染源的接触者进行筛查、追踪到位、评估，必要时进行治疗；⑤定期对治疗结果进行评价，如果与预期不一致，进一步进行评价；⑥促进家庭、医疗服务提供者、实验室、药房、保险公司及公共卫生机构之间信息交流；⑦为确保患者获得更好的结果，在这些所有的系统之间建立联系；⑧确保需要时能够获得专家咨询及转诊；⑨为患者关怀人员提供培训、教育和资源。

2.确保治疗依从性

耐药肺结核患者常因疗程长、疗效差、不良反应发生率高等原因,较一般的结核患者更加容易发生中断治疗的问题。此外社会歧视、患者焦虑以及可能存在的失业等社会经济问题也是导致耐药肺结核患者治疗依从性差的重要原因。因此对于耐药肺结核患者,需要有足够的支持措施来保证良好的依从性。

(1)直接面视下治疗(DOT):DOT 是耐药结核病患者治疗的重要措施,全球结核病控制领域的专家将其作为一个重要的策略。然而,耐药结核病患者要获得如此的关怀标准,需要的时间及承诺要远大于药物敏感结核病,这是因为:①治疗耐药结核病往往需要应用二线药物或注射剂,部分药物需逐步加量或每天 2~3 次用药时才可以获得更好的耐受性,管理难度加大。②注射剂的应用较一般口服药物管理需要更多的医务人员、更多的时间及专业技术。③使用二线药物的患者治疗时间较长,需要全程监测药物的不良反应。

管理者应与 DOT 人员充分交流,确保管理者能够评估可能发生潜在药物毒性反应的症状及体征。任何药物的不良反应都应快速发现、报告和迅速采取措施。

(2)关注心理/社会需要:评估影响患者依从性的有利和不利因素,确保关注措施到位,如精神疾病、药物滥用、无家可归者(流浪者)及健康保险等。受到耐药数量、类型以及病变程度影响,耐药结核病治疗管理相关的费用需求差别较大。对于经济较为困难或没有医疗保险的个人或家庭来说,药物、诊断及手术是一个不容忽视的经济负担。由于疾病传染期较长及就业歧视,许多患者会经历一段时间的失业,这也需要管理者对雇主进行干预及教育,从而为找不到工作的患者或其家人找到经济支持或提供其他帮助。成功帮助患者应对这些挑战的关键是通过利用社区资源与患者及其家庭建立信任关系。管理者应在发现第 1 例耐药结核病病例前熟悉环境及可利用的社区资源,以便于为患者更好地提供帮助。

(3)消除文化障碍:在我国,耐药结核病的诊断及治疗障碍主要如下。①结核病歧视。②对较高的诊断、治疗费用的忧虑。③一些患者倾向于寻求传统医疗。④患者更愿意相信综合医院的医师,而该医师可能并不熟悉耐药结核病的诊断和治疗。⑤害怕失业带来的经济压力。⑥由于许多国家和地区仍在很多领域存在不同程度的性别歧视,对于女性而言,往往面临较男性患者更多的困难和挑战。⑦如果耐药结核病导致患者失去朋友或家庭,那么他(她)将对结核病的诊断产生恐惧。

对于有语言或文化障碍的患者,利用当地卫生部门、社区领导、社区组织以及与患者的文化背景一致的卫生人员等资源帮助消除这种障碍,促进交流、沟通及理解。

(4)患者健康教育:所有耐药肺结核患者及其家属都应该接受有关耐药肺结核的宣传教育,包括结核病和耐药肺结核的基本常识、治疗的过程及要求、潜在的不良反应以及坚持治疗的必要性。宣传教育应该开始于治疗初始阶段,并贯穿治疗的整个过程。宣传教育可以由医师、护理人员、社区卫生人员进行。宣传教育材料要通俗易懂,适合大众的文化水平。由经过专门培训的门诊医师或督导人员向患者及家庭成员介绍结核病特别是耐药肺结核的知识,详细说明治疗期间的各项要求,使患者及其家属能够主动配合治疗。

宣传教育对象:①耐药肺结核患者;②耐药肺结核患者家属或亲友;③耐药肺结核患者密切接触者。

宣传方式及要求:①首先以口头方式将以上内容向患者进行讲解,语言应简明扼要、通俗易懂,便于患者理解记忆;②嘱患者将宣传教育内容重述一遍,确认患者是否理解、记住;③给患者分发健康教育材料;④每位患者宣传教育时长不少于10分钟。

宣传教育内容:①应注重个人卫生,培养良好生活习惯,防止疾病传播。②客观介绍耐药结核病相关知识及其病情转归。③坚持按医师制订的化疗方案规则治疗,服从医护人员的管理,完成规定的疗程是治好结核病的关键;要树立可以治愈的信心,充分与医师配合。④耐药肺结核不同于一般的结核病,疗程可能长达24个月甚至更长,每天要在医护人员的直接面视下服药。⑤服药期间如出现不良反应,应及时与督导医师沟通,不要随便自行停药。⑥治疗开始后应定期到所属的结防机构进行复查。

(5)激励及保障机制的应用:通常患者一旦感觉好转,继续治疗的愿望就会降低,这可能会影响到患者治疗计划的执行。激励及保障机制是协助患者继续完成疗程的另一个有效策略。激励机制是对患者的"小奖励",能够鼓励他们完成疗程及监测。保障机制能够协助患者克服困难,如有条件地区可适当考虑给予报销交通费用。

(6)法律措施:对处在传染期的耐药结核病患者,尽管采取了一些措施但患者依然没有坚持治疗,这时往往需要采取法律措施。管理者应了解关于处理该患者的相关知识,一旦这种情况发生时采取最小的限制措施。当出现长期的、严重的不坚持治疗的本地患者时,可根据有关法律和制度寻求帮助。但相关法律和制度的不完善和伦理学上存在的争议是许多地区和国家面临的共同挑战,增加了耐药结核病患者,特别是 MDR-TB、XDR-TB 管理的难度。

3.临床监测

现代结核病控制策略认为,监测和管理是结核病防治的必要内容。尽管面临诸多挑战,只要人力、财政资源充足,DOT 人员以及卫生人员受过良好培训,资源有限地区仍可以成功监测和管理大量的患者。长期以来世界范围内实施的结核病防治项目在耐药结核病疫情的临床监测上做了许多有益探讨,积累了许多可操作性较强的实践经验。

对耐药结核病的临床监测主要是指治疗时管理者必须对出现的药物毒副反应及临床反应进行必要的监测,将出现的异常结果和反应告知治疗医师或专家组。通过严密科学的监测,常可使问题得到及时发现和准确地处理,进而有助于患者、医务工作者、DOT 人员等相关人员保持信心。

(1)耐药结核病的管理评估指标:①痰涂片及培养是否阴转;②症状是否改善;③体重是否稳定地增加;④当体重或肝、肾功能改变时调整药物。

(2)具体的临床监测内容如下。

细菌学:①痰涂片阴转前每 2 周检测 3 次痰涂片。②收集痰标本至少间隔 8 小时,至少收集 1 次晨痰标本。③收集标本时和/或诱导痰时进行监督。④治疗 3 个月后如果痰培养持续阳性重复药敏试验。⑤一旦痰培养阴转,症状改善,每月至少 1 次痰涂片及培养,如果需要可以更频繁。如果患者不能自行收集痰液,应采取诱导痰。⑥治疗结束时检测痰涂片及培养。管理者的一个重要工作是为患者提供痰培养培养来进行细菌学评价,高质量的痰标本至少 10 mL,痰标本要送到结核病学实验室进行耐药检测,检测结果应尽快被告知治疗医师以指导临床治疗。

治疗药物监测:通常可通过询问,查看患者服药记录、空药盒等途径间接监测患者服药情况,必要时,特别是出现较严重不良反应时,管理者可采集、送检患者血标本进行血药浓度监测。

症状:①每个月对患者目前症状与诊断时的症状进行对比、评估,监测症状变化及药物不良反应;②治疗完成后至少要定期随访 2 年;③体重是评价临床改善的一个重要指标,治疗期间应每月进行体重检查直至稳定,随访过程中应维持体重的定期检查(每 2～3 个月)。此外,对体重持续大幅度下降的患者或者幼儿经常进行体重监测可以作为临床治疗效果的一个标准,并据此在体重增加时及时调整用药剂量。

4.关怀的持续性

当耐药结核病患者在门诊治疗期间更换医师时,患者管理者的作用显得尤为重要。还有一种情况就是,耐药结核病患者治疗期间在机构(比如医院或监狱)及社区间更换时,管理者为确保其治疗、监测及教育的可持续性,可重点关注以下几点:①与新的医师、DOT 提供者、健康宣传教育人员等建立新的治疗管理组;②对新的关怀人员进行耐药结核病的培训及健康教育;③建立新环境下的可行的信息共享机制。

如果患者迁移出管理者的辖区,可参考流动人口结核病的跨区域管理模式,迁移之前应制订好具体的计划;即使患者出国,也应尽量使新的管理者了解患者的疾病状况及治疗史。在患者迁移期间需要给患者提供足够的药物直到他(她)在新的地方重新开始 DOT;如果患者没有及时到达目的地,管理者应积极与其家庭成员及朋友联系,必要时动员更多社会服务资源共同帮助患者保持持续、规范的抗结核治疗。对在门诊治疗的耐药患者,应该做到下面几点:①由受过专业培训的医师或护士向患者解释 DOT 的绝对必要性,支持、鼓励患者接受 DOT;②解释一些必要的感染控制措施,虽然可能为患者自身带来些许不便,但在保护卫生服务人员及其他患者安全方面具有重要意义;③对与传染源发生无保护暴露的工作人员进行合理的评估并根据评估结果采取进一步预防措施;④对有合并症的患者提供详细的、有针对性的指引,如糖尿病、营养不良及 HIV 感染等;⑤强调在治疗耐药结核病过程中集体治疗管理的重要性,许多国家和地区的耐药结核病防治经验认为,组织专家定期会诊对于诊断确认、治疗方案修订、不良反应处理等关键环节具有决定性作用;⑥充分动员更广泛的社会卫生资源、如私人医师、综合医院、专科医院等,在其有能力对患者进行必要的临床监测和随访、有能力通过药敏检测及血液学检查开展患者发现和患者随访工作的条件下,应予以支持鼓励其参与耐药结核病的防治和管理,共同为耐药结核病的控制工作发挥合力。

5.感染控制

目前公认,MDR-TB 和 XDR-TB 是结核病控制的最严重挑战之一。为更有效地阻止耐药结核菌株传播,除尽早确诊并给予合理治疗外,还应该根据实际情况建立适当的感染控制措施。最为严格的控制措施通常是将传染性或具有潜在传染性的耐药结核病患者,尤其是耐多药结核病患者安排住在具有负压的病房里,而实际操作中,也有一些国家和地区根据患者自身情况和对治疗的反应、医院和门诊的基础条件、社区服务情况等综合因素进行考虑,采取门诊或家庭隔离治疗管理模式取得良好效果。

当处理可疑或确诊耐药结核病患者时,应严格遵守感染控制标准。然而,也有意见认为一些感染控制措施比如患者在家庭中实施隔离难以完全实现,他们认为没有必要实施或夸大了对耐药结核病患者的歧视。因此,目前包括一些发达国家在内,结核病防治工作者们都在努力寻求公众、患者家庭及接触者的安全、患者的心理健康、治疗效果、隔离患者所需资源与时机等诸多方面的最佳平衡。

(1)终止隔离:对 MDR-TB 患者何时终止隔离暂时还没有较为明确的指南,研究表明大多结核病传播发生在开始治疗之前或之初,通常认为涂阳比涂阴结核病的传染性大,耐药结核病亦如此,唯其传染性较敏感结核病维持更为长久。对于药物敏感结核病患者而言,经过适当的抗结核治疗,临床症状改善,连续3 次痰涂片阴性,那么患者被认为没有传染性。而已有研究证实,涂阴活动性肺结核或涂阴培阳患者依然具有传染性,这一点基本上被大多数指南所忽略,因此目前许多版本的指南中感染控制只能减少传播的危险而不能绝对消除传播。

由于 MDR-TB 疫情播散造成的后果更为可怕,而且其潜在感染的窗口期预防和治疗目前尚缺乏有效方案,对重返家庭、学校、工作单位或人群密集场所的MDR-TB 患者应给予高度重视;如果患者返回场所存在儿童、免疫力低下者以及既往与患者没有接触等人群,则需更加注意。一些专家认为耐多药结核病患者的潜在传染性和痰培养阳性持续的时间大约相等,因此建议患者治疗期间应考虑采取住院隔离措施,MDR-TB 患者直到痰培养阴性前不能去人群聚集场所。世界卫生组织近期发布的指南也建议,因痰培养阳性的耐多药结核病患者具有传染性,在痰培养阴性之前应避免乘坐飞机或其他公共交通工具旅行。

(2)终止隔离-家庭管理:不管因何种原因导致结核病患者采取家庭隔离治疗管理模式,在治疗患者的同时,须尽一切努力确保接触者的安全。一些国家和地区的耐药结核病防治工作中,患者采取家庭管理的决定须与当地卫生官员、结核病控制官员及专家协商后才能确定。如果家里有年幼儿童,接触者免疫力低下,或存在持续被传染的风险时,应采取更为有力的预防措施。当卫生人员和其他服务提供者进入具有潜在传染性的耐药结核病患者家庭实施 DOT 和/或其他的卫生服务(如访谈患者等)时,必须采取与目前的感染控制策略相一致措施以有效预防职业暴露。当准备对传染性的结核病患者进行家庭关怀时,需要掌握更多患者的临床、社会等信息,可通过所在县区及以上的结核病防治机构、患者所在社区有关人员等进行了解。

长期住院进行隔离花费昂贵。一旦患者病情稳定并耐受治疗方案,可以采取其他安全措施。具体的治疗管理模式最终需要管理者、专家组根据耐药结核病病情和治疗状况、患者本人和家属意愿、社区或单位具体情况、区域性结核病防治规划中耐药结核病防治措施等各方信息汇总后集体讨论决定。

参考文献

[1] 蔡昉,王灵桂.健全国家公共卫生应急管理体系研究[M].北京:中国社会科学出版社,2021.

[2] 黄佳滨.实用内科疾病诊治实践[M].北京:中国纺织出版社,2021.

[3] 吕蕾.公共卫生与疾病预防控制[M].广州:世界图书出版广东有限公司,2021.

[4] 马洪波.临床内科疾病综合诊疗[M].长春:吉林科学技术出版社,2020.

[5] 徐玮,张磊,孙丽君,等.现代内科疾病诊疗精要[M].青岛:中国海洋大学出版社,2021.

[6] 邹琼辉.常见内科疾病诊疗与预防[M].汕头:汕头大学出版社,2021.

[7] 杨平.公共卫生法[M].济南:山东大学出版社,2020.

[8] 冯明臣,金林.新编内科疾病综合治疗学[M].天津:天津科学技术出版社,2020.

[9] 蔡伟芹.公共卫生定义与内涵外延研究[M].长春:吉林大学出版社,2019.

[10] 方千峰.常见内科疾病临床诊治与进展[M].北京:中国纺织出版社,2020.

[11] 王为光.现代内科疾病临床诊疗[M].北京:中国纺织出版社,2021.

[12] 李春媚.临床疾病内科处置精要[M].北京:中国纺织出版社,2020.

[13] 金荣华.新发突发传染病的医院应急管理[M].北京:科学技术文献出版社,2021.

[14] 孙久银.临床大内科常见疾病诊治[M].沈阳:沈阳出版社,2020.

[15] 赵晓宁.内科疾病诊断与治疗精要[M].开封:河南大学出版社,2021.

[16] 范从华.突发公共卫生事件理论与实践[M].昆明:云南科技出版社,2020.

[17] 高顺翠.临床内科常见疾病诊治[M].长春:吉林科学技术出版社,2020.

[18] 王军燕.新编临床内科疾病诊疗学[M].天津:天津科学技术出版社,2020.

[19] 杨吉凯,刘月华,李卉.新编公共卫生与预防医学知识精要[M].长春:吉林科学技术出版社,2019.

[20] 扈红蕾.内科疾病临床指南[M].长春:吉林科学技术出版社,2020.

[21] 席元第.公共卫生与健康[M].北京:中国劳动社会保障出版社,2020.

[22] 王桥霞.临床内科疾病诊疗[M].北京:科学技术文献出版社,2020.

[23] 王伟,吴菁.突发公共卫生事件医院管理实践[M].北京:人民卫生出版社,2020.

[24] 张西亭,臧学清,胡雪倩,等.实用内科疾病诊治理论与实践[M].西安:世界图书出版西安有限公司,2021.

[25] 孙京喜.内科疾病诊断与防治[M].北京:中国纺织出版社,2020.

[26] 王兆南.公共卫生实践手册[M].北京:人民卫生出版社,2019.

[27] 齐共海.现代内科疾病诊断与治疗[M].长春:吉林科学技术出版社,2020.

[28] 赵振兴.内科疾病临证点拨[M].太原:山西科学技术出版社,2021.

[29] 李大旭.公共卫生管理理论与实证研究[M].延吉:延边大学出版社,2019.

[30] 金爱萍.内科疾病鉴别诊断学[M].天津:天津科学技术出版社,2020.

[31] 明晓.临床呼吸内科疾病诊疗[M].沈阳:沈阳出版社,2020.

[32] 王龙云.公共卫生学理论与实践[M].福州:福建科学技术出版社,2019.

[33] 周光耀.实用内科疾病诊疗技术[M].天津:天津科学技术出版社,2020.

[34] 孙彬.临床内科疾病诊断治疗[M].长春:吉林大学出版社,2020.

[35] 孔菊红.公共卫生基础与实用技术[M].北京:金盾出版社,2019.

[36] 王晓晟,康筱玲,张颖,等.诱导痰及呼出气一氧化氮检查在支气管扩张症患者中的应用价值[J].中国全科医学,2021,24(5):546-550.

[37] 税章林,苟悦,袁璐,等.突发急性传染病的门诊防控策略初探[J].中国医院管理,2020,40(3):27-29.

[38] 张海霞,刘红超,崔明坤,等.基于健康干预的循证支持对蛛网膜下腔出血患者认知能力的影响[J].现代中西医结合杂志,2021,30(18):2034-2037.

[39] 逯莞婷,李红燕.急性脑梗死后吉兰巴雷综合征1例并文献复习[J].新疆医学,2020,50(4):411-414.

[40] 蔡伟芹,高倩倩,于芳,等.我国传染病防控体系问题与分析——基于文献内容分析法[J].卫生经济研究,2019,36(11):21-25.